AF582027

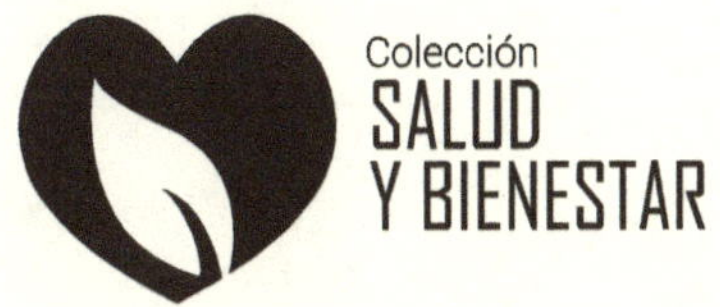
Colección
SALUD
Y BIENESTAR

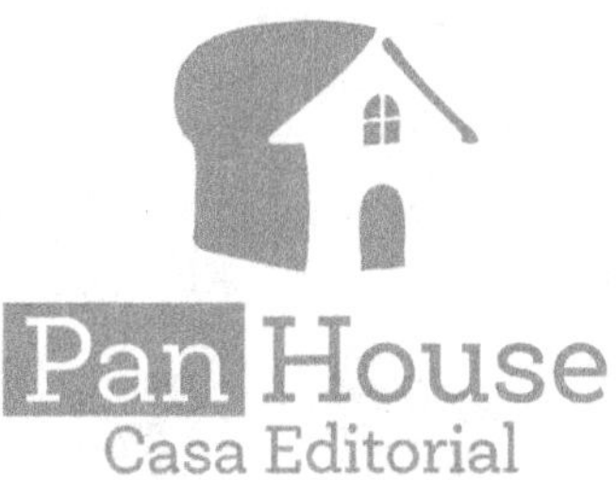
Pan House
Casa Editorial

Editorial PanHouse.
www.editorialpanhouse.com

Edición general:
Jonathan Somoza
Gerencia general:
Paola Morales
Gerencia editorial:
Barbara Carballo
Coordinación editorial:
Miranda Cedillo
Edición de contenido:
Enaidys Gómez
Corrección editorial:
Carolina Acevedo
Corrección ortotipográfica:
Damarys Tovar
Ilustración de portada:
Randy Valera (@randydisegno)
Diseño y diagramación:
Aarón Lares

ISBN: 978-980-437-106-6
Depósito legal: DC2022000389

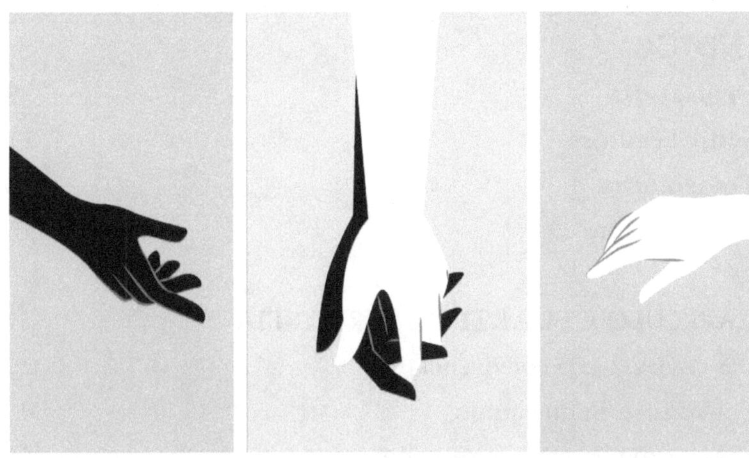

RENUEVA TU RELACIÓN EN SIETE PASOS

UNA RUTA PRÁCTICA Y EFECTIVA PARA TRANSFORMAR TU VIDA EN PAREJA

LISBETH HERNÁNDEZ

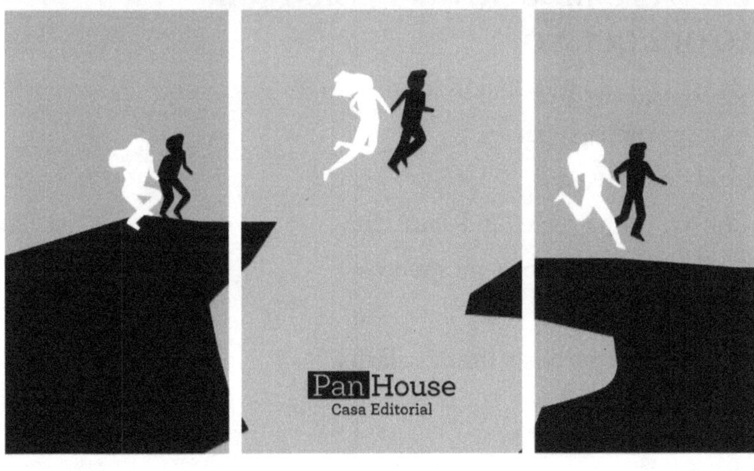

PanHouse
Casa Editorial

ÍNDICE

DEDICATORIA

A Dios por colmarme de talentos.

A quienes me enseñaron cada día
a ser una mejor pareja:

Gracias a Jose, mi amado esposo y a todas las parejas que han trabajado conmigo estos años.

Sin mi experiencia y sus experiencias esta obra sería simplemente palabras vacías.

SOBRE LA AUTORA

Lisbeth Hernández nació en Calabozo, Venezuela, es una mujer llena de determinación y deseo de ayudar a la sociedad. Se graduó de derecho y fue el primer paso para encontrar su vocación a futuro: las relaciones humanas; específicamente las relaciones de parejas y la sexualidad sana.

Al ejercer su carrera como abogada, Lisbeth, se involucró en diversos problemas que son evidentes en la sociedad actual. Deseosa de aportar una resolución a los conflictos de los que fue testigo se especializó en educación sexual.

Hoy en día es una sexóloga reconocida y especializada en relaciones de pareja. Tiene más de diez años de experiencia en el área de educación sexual y terapia de relaciones. Su propósito profesional es poder educar desde una etapa temprana a los seres humanos para que sean conscientes de las implicaciones de la vida sexual, tanto en pareja como en su desarrollo individual.

Lisbeth se ha convertido en una empresaria en el mundo digital que promueve una sexualidad sana a través de cursos, seminarios, conferencias y talleras. También ofrece terapias a parejas que desean renovar su relación, mejorar la comunicación y apostar por una vida sexual positiva.

COMENTARIOS

«Las redes sociales me enseñan parejas perfectas que en realidad no existen. Sin embargo, lo que sí existe, es el amor , la decisión y las ganas, de esta manera podemos crear un vínculo hermoso».

VIVIANA
Participante del programa
Renueva tu Relación

«El resultado más hermoso que pude tener de *Renueva tu Relación,* es la sonrisa que hoy veo en mi bebé de dos meses».

JUANNY
Nutricionista

«Fue una experiencia que nos permitió poner en práctica y fortalecer nuestra relación aplicando las estrategias recomendadas. Nos ayudó a crear momentos inolvidables y mantener viva la chispa de la relación».

Magda
Lic. En educación Física
Master en Gestión de Organizaciones Deportivas

Karen
Profesora de Educación Física
Especialista en Gestión Social
Maestría en Administración del Deporte

INTRODUCCIÓN

Una pareja son dos personas que deciden emprender un viaje juntas y en la toma de esa decisión influyen elementos tales como el atractivo sexual o el factor cultural y, sobre todo, el concepto que tenga cada uno sobre lo que es una pareja.

Muchas parejas inician su relación sobre la base de intereses comunes y, de hecho, se dice que las parejas deben tenerlos. Aunque cada uno es libre de elegir cómo iniciar este proceso, a mi juicio lo fundamental no es tener los mismos intereses, sino compartir los mismos valores.

La compatibilidad no debe centrarse en los intereses, sino en los valores. Es decir, si valoramos la fidelidad, el respeto, el trabajo, esos mismos valores debemos buscarlos en nuestra pareja. Sin embargo, conocer realmente los valores de la persona es algo que muchas veces ignoramos o pasamos por alto cuando empezamos una relación de pareja. Por lo general, nos enfocamos en conocer sus intereses y personalidad.

Saber los detalles de la personalidad de tu pareja es importante, aunque al final, independientemente de su personalidad, la vas a aceptar, porque eso es lo que asumimos cuando amamos a una persona: aceptarla tal cual es. Quizás la aceptes con gustos o intereses diferentes a los tuyos; a uno podría gustarle la playa y al otro la montaña, por ejemplo. Lo medular es que esa persona tenga valores similares a los tuyos, porque puedes aceptar que a tu pareja le guste la montaña cuando tú prefieres la playa, pero no que sea estafadora, asesina o presente cualquier otra conducta que vaya en contra de tus valores.

Puedes aceptar que tu pareja tenga cambios de humor, estados de ansiedad y aprender a que no te afecten o perturben la convivencia, pero difícilmente aceptarás o aprenderás a convivir con una persona que robe, que no comparta tu valor de la honestidad. En tal sentido, es imprescindible conversar sobre lo que es negociable –y lo que no– en tu relación.

Cuando hablo de negociable y no negociable en la relación hago referencia a ciertas conductas. Por ejemplo, no es negociable para mí que exista violencia dentro de la relación, tener que dejar de trabajar para estar en la relación o que mi pareja critique o se oponga a mi religión. Lo no negociable tiene que ver más con conductas o situaciones que pueden poner en riesgo ciertos derechos que yo tengo, obstáculos a mi desarrollo personal o espiritual.

De esta forma, cuando a tu pareja le gusta la playa y a ti la montaña no hay nada que negociar, simplemente tienes que aceptar que tu pareja tiene gustos diferentes a los tuyos y pueden llegar a acuerdos en los que tú le acompañes una vez a la playa y ella te acompaña una vez a la montaña. Se trata de acordar porque valoras los intereses de tu pareja y esperas que ella valore los tuyos.

Dicho esto, es importante para mí que antes de entrar de lleno en su lectura sepas que la propuesta de este libro va dirigida a parejas establecidas que quieran renovar su relación y que para que esa renovación suceda deben existir dos condiciones: tener un interés genuino por renovarla y que todavía exista la atracción sexual, ya que sin esta no tiene sentido ningún intento de renovación. Cuando hablo de genuino interés me refiero a la voluntad y el compromiso verdaderos para revisar y trabajar su relación de pareja.

Las parejas son un proceso, no un estado terminado y como todo proceso requiere constante revisión y análisis que permita rectificar. Es decir, en forma constante las parejas necesitan evaluar lo que están viviendo, determinar qué tan satisfechos están en su relación, qué conflictos tienen en ese momento, para poder rectificar, mejorar y avanzar en la misma.

Si no hay una revisión continua, la relación corre el riesgo de estancarse y de que aparezca por un lado una zona de comodidad, que se refiere a que nos acomodamos a la situación, ignoramos los conflictos o evitamos resolverlos y por el otro un estado de insatisfacción.

Puede pasar también que el solo pensamiento de que tenemos que revisar la relación nos genere miedo porque creemos que revisión implica separación. De hecho, aproximadamente al año y medio de convivencia, las parejas se plantean un par de preguntas: ¿realmente estoy con la persona que quiero estar?, ¿realmente esta es la relación que yo quiero tener? Sin embargo, el asunto no trasciende de la pregunta y no solemos evaluar o, incluso, sentimos temor de la respuesta ante la posibilidad de terminar la relación y esa no fue la idea con la que la empezamos.

Estas interrogantes, como ya dije, surgen alrededor del año y medio de convivencia, independientemente de que comiencen a vivir juntos a los seis meses o a los diez años de noviazgo. Es desde el primer día de convivencia que comienzan a compartir el espacio con las persona que han elegido y por ende, sus miedos, sus sueños, sus metas, sus frustraciones y sus alegrías.

Con este libro no busco motivar ni inspirar a las parejas a que mejoren su relación; lo que realmente deseo es que se hagan conscientes de que quieren renovar su relación, invertir tiempo en hacerlo y aprender a ser pareja. Este proceso, más que motivación o inspiración, lo que requiere es aprendizaje y la adopción de hábitos positivos que apoyen la construcción de esa relación.

Porque somos seres de hábitos y el amor es una construcción y la relación de pareja también, podemos construir nuestra relación ideal siempre que aprendamos hábitos positivos; que aprendamos a cultivar y mantener el deseo sexual. Y dado que el aprendizaje es una decisión personal, solo el interés por aprender es lo que nos impulsará en esa construcción. Es decir, si tenemos el interés de aprender algo, buscaremos las formas de aprenderlo. Caso contrario, crearemos resistencia y por más que nos motivemos o inspiremos no lograremos nuestro objetivo.

El interés es algo intrínseco, no viene de fuera. Si en la pareja o en uno de sus miembros hay una chispa de interés, puede crear cosas maravillosas, puede transformar su relación y hacer milagros en ella, pero –insisto– esa chispa de interés es imprescindible.

Más allá de mi experiencia profesional, en este libro te hablo como amiga, desde mis vivencias como pareja, como mujer que pasó por este proceso y que, de alguna u otra forma, entiendo que te sientas perdida en la relación; entiendo lo que vives; entiendo todo lo que está en juego si no se renueva la unión y lo que duele una separación, escenario que nadie desea afrontar.

Es por ello que te ofrezco una herramienta para que –sin teorías y desde la experiencia– puedas trabajar en cómo construir una relación ideal para ti.

Otros autores te presentan su propuesta de relación ideal y cuando deseas aplicarla a tu vida te resulta una utopía, algo irrealizable. A diferencia de ellos, no voy a decirte lo que se supone debería ser una relación. Más bien quiero guiarte para que encuentres tu propio modelo de relación ideal y mostrarte que está en tus manos construirla.

En resumen, puedo acompañarte y guiarte a construir tu relación ideal, a renovarla y mantenerla, sin teorías y utopías sino desde las verdades realmente incómodas de lo que es vivir en pareja.

Capítulo I

EL ARTE DE SER PAREJA

EL MATRIMONIO NO ES UNA COSA
POR "HACER", SINO TAMBIÉN
POR "REHACER" SIN CESAR.
UN MATRIMONIO DICHOSO ES UN EDIFICIO
QUE DEBE REHACERSE CADA DÍA.
UN MATRIMONIO FELIZ ES UNA LARGA CONVERSACIÓN
QUE PARECE SIEMPRE DEMASIADO BREVE.

André Maurois

Toda relación de pareja es una obra arte que se deja ver. Es un retrato que el mundo y –sobre todo los hijos– observan. Como todo arte es subjetivo y está expuesto a la interpretación de quien lo mira, pero el reflejo de un buen amor nunca puede ocultarse y siempre salta a la vista. ¿Cómo ves hoy tu relación de pareja?, ¿cómo una obra de amor o una obra de desastre?

Como ya mencioné, ser pareja es un viaje, un proceso y no un estado o destino. Cuando dos personas deciden ser pareja es porque eligieron interrelacionarse para compartir un momento o una vida juntos. Esta pareja puede relacionarse de dos formas:

- Tóxica: de manera destructiva y desigual que genera daño en uno o ambos integrantes de la relación.

- Saludable: desde la igualdad y el respeto, sin dañar al otro miembro de la relación o a sí mismo.

Por otra parte, las parejas pueden interactuar de forma simétrica o complementaria. En el primer caso, los integrantes de la relación tienden a igualar su conducta recíproca y en el segundo, un integrante complementa la conducta del otro.

Aunque cada pareja decide qué estilo de relación quiere vivir, se debe tener en cuenta que esta se fundamenta en pilares y valores que la nutren y sostienen. La formación de la pareja es el proceso de construcción de la imagen del compañero ideal y la formación de un vínculo afectivo en nuestra relación con el otro. Su éxito recae en su capacidad de preservar su existencia; de allí que todo parte del interés de sostenerla o soltarla.

La formación de la pareja es el proceso de construcción de la imagen del compañero ideal.

Tal como en el arte, cada pareja tiene su propia belleza, su propia oscuridad. A pesar de que existe una definición general, cada pareja tiene su propio concepto, su propia naturaleza, su propia vida; es necesario adquirir ciertas habilidades para crear esa obra maravillosa y poder exponerla como una obra que dos personas deciden hacer al trabajar en esa relación. Un trabajo constante, a su gusto, que depende de sus personalidades y del amor que se tengan.

Es por ello que cuando intentamos entrar en un patrón que no somos, cuando intentamos imitar a otras parejas, nos sentimos forzados. Adoptar un modelo que nos es extraño, nos hace sentir dentro de una camisa de fuerza que puede que nos quede holgada o apretada, pero nunca a nuestra medida.

Tal situación podemos evitarla si nos escuchamos a nosotros mismos. Si sueles escucharte o como pareja suelen escuchar su voz, sus gustos, sus deseos, van a poder construir eso que quieren. Imagínate que todo el mundo baila salsa casino, sin embargo, en tus habilidades no está bailar ese ritmo; más bien tienes la habilidad de bailar bachata con tu pareja y eso es lo que les gusta y los mueve. Así como ese ejemplo hay miles de modelos de relaciones y lo fundamental aquí es escuchar tu respuesta sincera a las preguntas:

- ¿Qué es lo que yo quiero?
- ¿Cuál es la relación que yo quiero construir?
- ¿Cuál es la relación en la que yo quiero estar?
- ¿Cuál es esa relación que a mí me hace sentir cómoda?
- ¿Qué significa para mí vivir en pareja?
- ¿Qué voy a encontrar yo en esa relación de pareja?
- ¿Para qué quiero estar en esa relación de pareja?

No todos tenemos los mismos objetivos. Hay parejas que se unen para construir una familia; otras que se unen para crecer juntos profesionalmente. Cada pareja tiene una esencia, un objetivo, un para qué estar juntos. Entonces si no prestas atención a lo externo y te concentras en tu para qué, podrás tener identidad propia y podrás crear belleza propia en tu relación de pareja.

Cuando nos dejamos llevar por lo que dicen o hacen los demás, pensamos: "Ya necesito pareja y cuando tenga pareja, vamos a tener hijos y cuando tengamos hijos, intentaremos llegar a viejitos juntos". Todos persiguen ese "traje", pero a lo mejor ese "traje" no se acomoda a ti. Hay parejas que no quieren tener hijos, otras que tal vez no quieren convivir bajo el mismo techo, pero son pareja. Hay tantas modalidades y tantas formas de ser pareja, que no necesariamente debes tener lo que parece ser el modelo común para todos.

Ahora bien, aun queriendo ese modelo común, debes entender que por muy sencillo que este parezca requiere también del aprendizaje de habilidades. No es por azar ni por suerte que esa relación será exitosa o cumplirá el objetivo de "llegar a viejitos juntos", sino por el desarrollo de habilidades y hábitos para construir la relación y mantenerla; por el entendimiento de cuáles son las bases y las estructuras para tener esa relación y la capacidad de poder renovarse con el tiempo.

La construcción de la relación de pareja tiene un muy importante componente de responsabilidad propia. Una frase que me gusta compartir es "tengo la relación que creo merecer" y esto es porque tenemos la relación que hemos construido, que hemos trabajado, que hemos aceptado. Incluso por muy mala que sea esa relación, la hemos construido así; quizás sin ser consciente de ello, la hemos pedido así y así la estamos aceptando porque de lo contrario ya no estuviéramos en ella.

Una frase que me gusta compartir es "tengo la relación que creo merecer".

Cuando llega una tormenta por infidelidad, por ejemplo, el problema no es tu pareja, el problema quizás no es la relación. El problema es que estás aceptando esa situación. ¿Por qué? Porque ha ocurrido tantas veces que ya se ha hecho costumbre, se ha convertido en un hábito y has permitido que esa tormenta esté presente en tu relación constantemente. Por eso menciono el componente de responsabilidad propia, de asumir que eres responsable de tu relación, tanto si es exitosa como si es desastrosa.

No siempre queremos decir "soy responsable" y preferimos poner esa carga en el otro, o en el destino

–"ese fue el que me tocó", "no sé por qué atraigo parejas así"– y no asumimos la responsabilidad por haber elegido esa relación, por haberla construido así y, peor aún, por seguir aceptando la situación sin la mínima intención de cambiarla, renovarla o mejorarla.

Por otra parte, si no sabemos quiénes somos más allá del título, el oficio o el cargo que tenemos; si no conocemos nuestra verdadera esencia, nuestros valores, a dónde vamos, será muy difícil que podamos determinar quién es la persona con la que queremos estar, con la que queremos construir la relación que funcione para nosotros, más allá de lo que veamos en la televisión, en las redes o en nuestro entorno.

Para ser una buena pareja y elegir una buena pareja, primero tienes que trabajar en ti, saber quién eres, desarrollar habilidades, cultivar la inteligencia emocional y la inteligencia sexual, saber lo que implica vivir en pareja. Debes tener claro qué vas a encontrar –y qué no– en tu relación de pareja. Por ejemplo, saber que encontrarás a un compañero y no a alguien que llene tus necesidades o vacíos existenciales.

Así mismo es necesario saber diferenciar la etapa del noviazgo del período de convivencia y entender que son etapas del todo distintas, como veremos más adelante. La convivencia implica un compromiso que no tiene que ver con el matrimonio, sino con una responsabilidad mayor de sostener y siempre dar lo mejor de uno para que esa relación funcione.

También es imprescindible aprender a trabajar en equipo e internalizar que, aunque ambos miembros de la pareja son individuos con metas y sueños propios, deben unirse para construir objetivos comunes en pro de la relación.

Por último, debemos estar al tanto de cuáles son los pilares que sostienen a una relación. El amor no es suficiente, como tampoco es suficiente llevarse bien, tener proyectos en común o una buena intimidad, cada uno por sí solo no tiene la fuerza para sostener una pareja, ni un par, ni tres, se necesitan cuatro pilares fuertes para construir una relación, como te mostraré en las páginas siguientes.

DEL NOVIAZGO A LA CONVIVENCIA

El noviazgo es esa etapa donde se vive el enamoramiento y donde incluso puede nacer el amor. Es el proceso en el que admitimos que el otro nos atrae sexualmente y aceptamos compartir y comenzar a crear lazos con esa persona. Crear lazos significa que se empieza a tener mayor acercamiento e intimidad sin que necesariamente se tengan objetivos comunes porque no todo noviazgo desemboca en la convivencia. Hay noviazgos que nada más cumplen su función de noviazgo: vivir el enamoramiento; por ejemplo, cuando somos muy jóvenes y no queremos convivir, sino simplemente compartir con una persona sin ningún tipo de compromisos ni de responsabilidades.

Cuando me refiero a compromisos y responsabilidades en la pareja, hablo del compromiso de elegir a esa persona a diario, por un tiempo prolongado. En el noviazgo no nos planteamos ser novios para toda la vida, lo que sí sucede en la convivencia. En el noviazgo podemos empezar a unir esos primeros lazos que nos comprometan más, a dar el paso de construir el amor que nos lleve luego a la toma de decisión de una convivencia, pero no necesariamente tiene que ser así.

Podemos decir entonces que el noviazgo es el proceso donde vivimos el enamoramiento con cierto compromiso, poca responsabilidad y donde disfrutamos de la compañía del otro, sin esperar ninguna construcción mayor a futuro. La convivencia, por su parte, conlleva, además de vivir en el mismo espacio, compartir a diario, dormir juntos, despertar juntos, interactuar por períodos prolongados y construir proyectos.

El noviazgo es el proceso donde vivimos el enamoramiento con cierto compromiso.

Es en la convivencia donde se establece un compromiso real, ya que en el noviazgo sin convivencia, sin ese roce diario, difícilmente se puede afianzar un amor estable. La relación de pareja y el amor necesitan de la convivencia para poner a prueba muchas características del amor, como la paciencia, el apoyo mutuo, la comprensión, la empatía, la comunicación. Estos son elementos que se tienen que manejar en la convivencia, bajo un mismo espacio, bajo una misma interacción.

El enamoramiento es un proceso biológico que, según señalan los científicos, puede durar de seis meses a año y medio, porque tu cerebro no puede estar todo el tiempo enamorado. Experimentar un enamoramiento pone al cerebro en un estado de poca productividad, de ensoñación, con los mismos efectos que ocasiona estar drogado y, por supuesto, el ser humano no puede vivir mucho tiempo en tal estado. Es durante el período de enamoramiento que debemos conectar y establecer vínculos diferentes de manera que la relación no dependa solo del enamoramiento porque cuando se esfume, ¿qué nos va a quedar? Es necesario construir un vínculo lo suficientemente fuerte que sostenga a la relación después de ese estado.

Ese vínculo es el amor. El amor es una construcción, es una decisión, no depende de un proceso biológico, no depende del cerebro o del corazón, de las emociones o sentimientos. El amor depende día a día de tus decisiones, de cuánto deseas a esa persona, de cuánto quieras compartir con ella, de los vínculos que puedan crear en el tiempo y que no están subordinados a lo que sienta el cuerpo.

Similar al estado del enamoramiento es el de la pasión. Esta última es mayor porque hay novedad, hay descubrimiento del otro en el aspecto sexual. Sin embargo, con el paso del tiempo aprendemos a conocer a nuestra pareja en ese sentido y ya no dependemos de la pasión para intimar, sino que nos valemos de la conexión, del placer y del erotismo.

Ya te mencioné que una relación más que motivación o inspiración, requiere hábitos positivos y estos comienzan con la disciplina. La disciplina es el conjunto de reglas que se sigue para realizar algo. Si, por ejemplo, quiero hacer ejercicio, establezco que cinco días a la semana me levantaré a las seis de la mañana para hacerlo y cumplo con esa rutina. El hábito es adiestrar al cerebro y al sistema nervioso a llevar a cabo actividades reiteradas hasta que se vuelvan costumbre. De esta manera, al tercer o cuarto mes esta rutina de levantarme a las seis y hacer ejercicio, se habrá convertido en un hábito instaurado en mi cerebro.

Lo mismo podemos hacer en nuestra relación de pareja. Instaurar hábitos positivos para el amor y para el sexo que construyan nuestra realidad, ya que no es recomendable dejar que nuestra pasión dependa de algo hormonal y la relación se vuelva monótona e incluso predecible. Tal vez esto te hará pensar que tener rutinas y hábitos en tu relación puede ser aburrido porque ya sabes lo que harás, pero retomando el ejemplo del ejercicio, puedo tener el hábito de ir a correr todos los días y aunque sea una rutina, es impredecible porque no sé qué circunstancias encontraré que puedan hacer la experiencia diferente.

Aunque tengan el hábito de salir cada viernes, vayan a un sitio diferente cada vez, un nuevo restaurante, prueben un nuevo plato, una nueva bebida o incorporen nuevas actividades como ir al cine o a bailar. Lo importante es que dentro del hábito de salir los viernes haya diferentes experiencias que les permitan no caer en la monotonía. ¿Lo ves? Es una rutina, no monótona, y cada viernes tendrás emociones y sentimientos diferentes.

Tanto en el noviazgo como en la convivencia, afrontamos retos. En el noviazgo el mayor conflicto es decidir si dar el paso o no a la convivencia, si es conveniente o no, si es la persona indicada o no. Pueden existir celos, incluso infidelidades, pero no tenemos mayores problemas en el noviazgo. Sin embargo, es en ese momento donde cada uno está en su espacio, cuando se debe comenzar a evaluar lo que podemos aceptar o no en la convivencia. No es verdad que nuestra pareja va a cambiar en la convivencia, las conductas que nos muestra en el noviazgo. Si, por ejemplo, cometió una infidelidad en el noviazgo, lo más probable es que la vuelva a cometer en la convivencia

El noviazgo es como la introducción de un libro y debes leerla muy bien porque allí te muestra los comportamientos que te puedes conseguir y que difícilmente cambiarán solo con pasar a la convivencia. Si tenemos caretas en el noviazgo, las vamos a tener en la convivencia, pero normalmente cuando el noviazgo se toma su tiempo para madurar, dejaremos ver nuestras conductas y comportamientos, buenos y malos. De allí que es muy importante no saltarse la etapa del noviazgo. Si pasamos del enamoramiento a la convivencia, no tendremos oportunidad de conocer y evaluar a la persona con quien vamos a compartir. Es preferible tener un buen noviazgo, que evolucione a una buena convivencia y que en ese camino se construya algo mejor que el noviazgo para que luego no tengas que añorar esa etapa.

El noviazgo es como la introducción de un libro y debes leerla muy bien.

La convivencia por su lado tiene una prueba difícil como lo es el reto de elegir a tu pareja cada día y decidir cada día que es esa y no otra, la persona con la que quieres estar, compartir e intimar sexualmente. Es durante ese período en el que nos mostramos tal cual somos y conocemos los hábitos del otro, cuando pueden comenzar a generarse conflictos. ¿Cuántas personas no tienen conflictos por tonterías de la convivencia, como no cerrar la puerta del clóset o bajar la tapa de la poceta?

Cada pareja decidirá desde su experiencia, cuál es el momento indicado para iniciar la convivencia aunque casi siempre la iniciamos desde el desconocimiento. Unas parejas viven noviazgos muy cortos, mientras que otras viven noviazgos muy prolongados. Mientras más prolongado sea el noviazgo, menos probabilidades existen de que pase a la convivencia, como también es difícil pasar de un noviazgo prematuro a la convivencia sin haber tenido tiempo para conocerse.

Para pasar del noviazgo a la convivencia se debe cruzar un puente; el puente del **compromiso** que inicia la convivencia. La pareja se desarrolla durante diversos procesos y pasa por diferentes estaciones:

Etapa evolutiva del ser humano (incluyendo sus crisis):

- Acontecimientos críticos (nacimiento de los hijos, carrera profesional, menopausia, retiro, la marcha de los hijos del hogar).

- Etapas evolutivas propias de la pareja.

Estas etapas evolutivas de la pareja son:

- Constitución.

- Estructuración y vinculación.

- Madurez.

- Vejez.

La constante revisión de los acuerdos y contratos de la pareja es importante para evitar el estancamiento y que exista crecimiento de la pareja. En tal sentido, existen tres aspectos claves a revisar: la distancia emocional, la distancia sexual y la capacidad de resolver los conflictos que se presenten.

Así mismo, es fundamental tomar en cuenta los elementos que enriquecen a la pareja:

- El crecimiento individual.
- La buena comunicación.
- La dedicación y el compromiso.
- La intimidad plena.

Permíteme ahora presentarte las siguientes preguntas. Respóndelas de la manera más honesta posible y obtendrás un excelente análisis de tu relación.

a. ¿Por qué decidí vivir en pareja?

b. ¿Estaba enamorada?

c. ¿No quería estar más tiempo sola?

d. ¿Mi familia así lo esperaba?

e. ¿Teníamos buen sexo?

f. ¿Consideré que era lo correcto?

g. ¿Estabilidad financiera?

h. ¿Ya estaba embarazada?

i. ¿Deseaba construir una familia?

j. ¿Aún no lo sé?

2. En la siguiente escala indica qué tan conectada estás con tu pareja hoy:

• No conectada ☹ • Poco conectada
• Moderadamente conectada • Conectada ☺

3. ¿Te planteaste alguna vez si estabas con la pareja correcta? De ser afirmativa tu respuesta, ¿qué tiempo tenías en la relación?

____

____

____

____

4. Describe brevemente cómo fue tu noviazgo.

____

____

____

____

5. ¿Algunos conflictos del noviazgo se repiten en la convivencia?

____

____

____

____

Aunque nunca estamos preparados del todo para el matrimonio o la relación de pareja, es la convivencia la que nos dispone para tener una relación plena. No obstante, a mayor autoconocimiento y desarrollo personal podremos experimentar este proceso desde la adultez y no desde la inmadurez. Hay parejas que se relacionan como adolescentes, adoptando conductas infantiles como dejarle de hablar al otro por horas o días, después de una discusión. Es obvio que esa no es una conducta de un adulto, sino de un niño que no sabe gestionar sus emociones y conflictos. Vemos que existe una inmadurez afectiva para relacionarse en un entorno de pareja porque si el conflicto fuera en el campo laboral, esta persona no ignoraría a su jefe luego de un desacuerdo.

CONVERTIRSE EN UN EQUIPO

Cuando dos personas interdependientes deciden por mutuo acuerdo ser pareja, unen sus individualidades; es decir, pasan a ser la suma de dos individuos que tienen un proyecto en común. Para lograrlo deberán convertirse en un equipo.

La pareja que funciona como equipo tiene una visión y objetivos compartidos y colabora con los objetivos comunes e individuales, pero siempre compartiendo desde el nosotros. La pareja entrenada como equipo utiliza el compañerismo, el amor y la confianza como su fuente de energía.

La pareja entrenada como equipo utiliza el compañerismo, el amor y la confianza como su fuente de energía.

Algunos de los beneficios de hacer equipo con tu pareja son:

1. Se conocen las cualidades y talentos de la pareja; la debilidad de uno puede ser la fortaleza del otro.

2. Se establecen objetivos comunes y compromisos mutuos.

3. Se crea sentido de unión y pertenencia.

4. Se impulsa la comunicación, la escucha con respeto y el interés por la opinión del otro.

5. La toma de decisiones deja de ser individualista y egoísta; se toma en conjunto la mejor opción por el bienestar de la relación.

Para que el equipo funcione de manera óptima, nadie debe perder ni solo uno debe ganar. A la victoria cotidiana de vivir en pareja se llega trabajando juntos y aprendiendo cuándo ceder y negociar.

En este punto me gustaría que respondieras:

- ¿Cuáles son los tres objetivos principales por lograr en tu relación de pareja?

- ¿Están tú y tu pareja comprometidos en alcanzar estos objetivos?

- ¿Qué necesitan lograr como pareja para ser un gran equipo?

- ¿De qué eres responsable para lograr esos objetivos?

- ¿Qué te llevaría al éxito y qué te llevaría al fracaso del logro de este objetivo?

Una cosa es tener pareja y otra muy distinta ser pareja. No se es pareja por vivir bajo un mismo techo, se es pareja por convivir y construir un hogar.

La pareja que logra ser exitosa es porque aprende que aunque son entes individuales, pueden entrelazar sus metas y proyectos para hacerlos comunes. Así, la relación pasa a ser prioridad.

De nada sirve que solo uno aprenda a vivir en pareja. Para trabajar en equipo se requiere el entrenamiento de ambos integrantes, ya que el esfuerzo de uno nunca será suficiente para obtener la victoria. Imagínate que vas a un torneo dobles de tenis, aprendas las reglas y entrenes, pero no así tu compañero. El resultado será un fracaso seguro. O volvamos al ejemplo del baile: si se inscriben en un concurso tienen que trabajar en equipo. A veces uno guía y otras veces lo hace el otro, siempre con el objetivo común de bailar lo suficientemente bien para ganar el concurso.

En las relaciones de pareja, trabajar en equipo significa aprender a alinear nuestros intereses, aunque sean individuales, por el bien de la relación; entender que aunque uno tome decisiones y el otro ceda en algún momento, es por el bien de la relación. Es fundamental aprender a dejarnos guiar, a debatir, a comunicar lo que creemos es mejor para nuestra relación. En un equipo tienen que remar ambos, tienen que trabajar ambos, tienen que prepararse ambos. Una relación implica buscar lo mejor para los dos y dejar el "yo" para ser "nosotros". Nosotros hacemos, logramos y construimos esto.

Convertirse en un buen equipo también implica ceder cuando sea necesario. Y no hablo de ceder desde la mala voluntad, sino de pensar en lo mejor para la relación cuando hay dos situaciones enfrentadas. Por ejemplo, tu pareja consiguió un trabajo en los Emiratos Árabes y va a ganar muy bien, pero tú te quieres quedar en Venezuela; entonces, ¿qué es lo mejor para la relación? Evaluemos.

Tu interés es quedarte en Venezuela y seguir desarrollándote; el de tu pareja es la oportunidad de vivir en otro país con mejor sueldo y calidad de vida. ¿Es mejor para la relación que cada uno obtenga lo que quiera, pero deban estar distanciados? Independientemente de lo que sea mejor para cada uno, lo mejor para la relación es que estén juntos; pero ahora viene el conflicto, ¿dónde van a estar juntos?, ¿en Venezuela o en los Emiratos Árabes? Sigamos evaluando, ¿dónde la relación tendrá mejor calidad de vida?, ¿dónde la relación percibirá un mayor ingreso?, ¿dónde la relación tendrá más espacio y recursos para crecer?, ¿dónde la familia podrá tener un mayor arraigo, una mayor evolución?

Tal vez están bien arraigados en el país y los niños quieren estar aquí, nunca te has planteado irte, quieres estar cerca de tu familia. Digamos que tu pareja cede y se quedan, pero no porque tú "ganas", sino porque toman una decisión producto del diálogo en el que analicen qué es lo mejor para todos, dejando de lado el ego y los intereses individuales.

Uno de los hábitos positivos que suman al momento de formar un equipo es tomar las decisiones juntos.

Cosas tan sencillas como de qué color pintar la habitación, se pueden decidir en conjunto para ir creando ese hábito y aplicarlo tanto en las pequeñas como en las grandes decisiones. El siguiente hábito positivo para trabajar en equipo es el de la escucha activa. Tenemos que escuchar constantemente y prestar atención. No solamente oír lo que dice tu pareja, sino comprender lo que te dice; de eso se trata la escucha activa y efectiva y practicarla es fundamental. Otro hábito importante es respetar y tomar en cuenta las opciones del otro; aunque al final no sean las elegidas, no significa que no se pueden tener presentes de alguna forma.

En cuanto a las habilidades para trabajar en equipo, considero clave la habilidad para resolver conflictos de manera que se pueda transformar una situación incómoda en una experiencia constructiva. La habilidad de la comunicación asertiva es de suma importancia en todos los ámbitos. Todos nos comunicamos, todos hablamos, todos decimos lo que queremos, pero no siempre lo hacemos de la manera correcta. En la pareja que trabaja como equipo, comunicarse y expresarse sin descalificaciones o reproches es de gran valor.

Considero que también necesitamos la habilidad de ser cooperativos, que no siempre está presente en la relación de pareja, pero que es fundamental para transformarnos en equipo. Por último, es necesario aprender a gestionar nuestras emociones; es decir, desarrollar nuestra inteligencia emocional. En este sentido, un hábito positivo para la relación y para trabajar en pareja sería, tener espacios para drenar nuestro estrés individual; no el de la pareja, sino estrés propio.

LOS CUATRO PILARES DE LA RELACIÓN

Desde mi punto de vista, un motivo por sí solo no puede sostener la relación. Hay parejas que deciden estar juntos solamente porque se aman, o exclusivamente porque se llevan bien, o nada más porque tienen buena intimidad y la verdad es que una relación para que sea sólida requiere de varios pilares lo suficientemente fuertes para sostenerse. A mi juicio hay cuatro pilares fundamentales que son el amor o el afecto, la intimidad o sexo, la comunicación y el proyecto en común.

Cuando hablo de amor o afecto (porque hay relaciones donde no hay amor, pero hay cariño y eso también es válido) hablo de la esencia de las relaciones de pareja. Es el sentimiento, la decisión de dar lo mejor de ti porque cuando amas a una persona se supone que le entregas lo mejor de ti; confías en ella y por eso, aun sabiendo que es la persona que más daño podría hacerte, le muestras que eres vulnerable. En el amor hay confianza; existe la decisión de cuidar, de proteger, de amar a esa persona. Eso es el amor –las mariposas en el estómago es enamoramiento– y para amar es necesario compromiso. Claro que el amor genera alegría, ternura y otras emociones, pero lo fundamental es la decisión de comprometerse a cuidar, a proteger, a valorar, a respetar a otra persona, conectada con los sentimientos y con una fuerte atracción sexual.

Estoy convencida de que la materia prima del amor es el sexo. Cuando alguien nos atrae sexualmente, nos genera emociones, sentimientos y reacciones corporales que nos llevarán a construir ese valor tan importante para la relación. Eso es el amor para mí.

Estoy convencida de que la materia prima del amor es el sexo.

Según algunas teorías el amor es una tríada compuesta de intimidad, compromiso y decisión. Estoy de acuerdo porque creo que donde no hay intimidad, no existe relación; hay personas que dicen que están en una relación donde no hay sexo y puede que así sea, si ambos están de acuerdo. Pero independientemente de que no haya sexo, expresando el sexo como un acto coital, tiene que haber un espacio de intimidad.

La intimidad consiste en que esas personas puedan conectarse con su cuerpo, a través de besos, de abrazos, de masajes, de tomarse de la mano, de ducharse juntos. También debe existir la posibilidad de interactuar en el aspecto sexual para poder expresar nuestro erotismo, nuestros deseos. La intimidad es lo que diferencia la relación de pareja de otras relaciones interpersonales en las que también hay afecto, buena comunicación y proyectos comunes.

El otro pilar es la comunicación. Que ambos miembros de la pareja puedan expresarse dentro de la relación de manera fluida, constante y asertiva. La conversación no puede ser una conversación agresiva o sumisa, porque cuando es sumisa tiene la desventaja de que aunque haya una aparente aceptación por parte del otro, siempre esté presente la insatisfacción, y si es agresiva, hablamos de que puede existir violencia verbal constante, lo que en cualquier momento puede desencadenar en la ruptura de la relación.

Muchas veces hemos escuchado: "Nos separamos porque no nos entendíamos", el asunto es que las parejas no se entienden debido a que no saben comunicarse. Por mucho amor, intimidad y proyectos en común que haya, si no logran expresarse sin violencia, si no hay respeto por la opinión del otro, si no se acepta la posición del otro, se genera el conflicto. Es indispensable una comunicación plena y asertiva.

El cuarto de estos pilares es el proyecto en común. La pareja debe preguntarse, ¿para qué estamos juntos?, ¿hacia dónde nos dirigimos?, ¿cuál es la finalidad de estar juntos? Sin eso, simplemente no se forma la pareja, se quedan en el noviazgo y no pasan de ser una de esas relaciones casuales que terminan porque no tienen un para qué, ese proyecto en común que desean construir para el crecimiento de ambos.

Estos pilares o columnas pueden comenzar a erigirse y, al igual que en una construcción, a veces se terminan y a veces quedan a la mitad. O se construyen tres y nunca se construye la cuarta. Ninguna de estas columnas es más importante que la otra. Como las ruedas de un vehículo, las cuatro tienen que estar alineadas para poder avanzar.

La buena noticia es que es posible recuperar un pilar que se encuentre débil. Si ves que una de tus columnas se está fracturando, tienes que reforzarla y trabajar en ella porque una sola columna que se derrumbe es suficiente para acabar con la relación. Cada columna tiene que estar lo suficientemente trabajada para poder sostener la relación; caso contrario, en algún momento se va a resquebrajar. Así sucede en una relación. Las relaciones se terminan porque no había intimidad, no había sexo, no se llevaban bien, dejaron de amarse o tenían objetivos diferentes. Esas son las razones más comunes por las que las parejas se separan y esas son las columnas que debes trabajar y sostener durante la relación.

En estos casos es probable que la pareja busque un especialista que los guíe y ayude. Porque si ves una columna tambaleando y no sabes de construcción, ¿qué haces? Buscas a un maestro de obras, a un ingeniero civil, a un experto. Sin embargo, con este libro, quiero darte las herramientas para que no dependas de otra persona, para que tengas las herramientas y desarrolles la capacidad de solucionarlo por ti mismo, de manera que solo acudas al experto de manera preventiva y no cuando ya se haya derrumbado la construcción. Aunque trabajé durante diez años en terapias de pareja, dejé de darlas porque considero que ya no son tan efectivas. Creo que cuando vas a terapia, de los cuarenta minutos que puede durar la sesión, los primeros veinte se van en hablar del problema o en culparse mutuamente; en los próximos diez el terapeuta da una indicación de lo que es la pareja, y en los últimos diez te da una microlección para aprender a vivir en pareja.

Al final es tu responsabilidad, porque en ese corto tiempo el terapeuta no te dará la solución. Te dirá que tienes que comunicarte de manera asertiva con tu pareja, te dará las técnicas y consejos que puedes conseguir en YouTube, en Google, o en un libro. Así que asume la responsabilidad y entiende que tienes la capacidad de trabajar en tu relación de pareja, sin depender tanto de que un tercero te guíe.

Sí, es cierto que un terapeuta puede ser un faro en tu oscuridad, pero lo que yo busco es que tengas la fortaleza para encender tu propia luz, para alumbrar tus problemas y para resolverlos. Estadísticamente hablando, en mi práctica profesional el 75 % de las terapias falló porque las parejas vinieron cuando ya estaban en "terapia intensiva" y por la falta de interés de uno de los miembros, ningún milagro podía hacer. Estas crisis tuvieron su origen en la falta de las habilidades que he venido mencionando, pero te aseguro que si las aprendes, menos dependiente serás de guías o ayudas externas y podrás transformar tu relación.

Mi recomendación sería trabajar en sus habilidades y si realmente no lo pueden hacer por sí mismos, entonces buscar ayuda entendiendo que la terapia de pareja tiene uno de dos objetivos: o te ayuda a construir tu relación o te ayuda a separarte de manera armónica. El terapeuta no tiene la solución, la solución la tienes tú y la responsabilidad es tuya.

El terapeuta no tiene la solución, la solución la tienes tú y la responsabilidad es tuya.

Todos sabemos identificar cuando algo está bien o está mal, solo que evitamos aceptar esa realidad. Abrir los ojos y darnos cuenta de que algo está mal en nuestra relación es un golpe duro. Aunque la tendencia es evitar el dolor de asumirlo, lo cierto es que la evasión no permite la corrección y nada mejora. Al contrario, todo se acumula, hasta que termina aplastando la relación y luego nadie quiere asumir la responsabilidad de la ruptura. En tal sentido, y para cerrar este capítulo, te invito a evaluar si tu relación está en crisis o necesitas renovarla, porque el verdadero progreso y evolución consiste en la renovación constante.

Renovar o morir es la consigna para continuar leyendo este libro, así que veamos qué significa renovar según la Real Academia Española y tomemos dos de sus acepciones.

Renovar: (Del lat. *renovāre*)

1. Hacer como de nuevo algo o volverlo a su primer estado.

2. Dar nueva energía a algo. Transformarlo.

Todo necesita renovarse. Tu cuerpo, por ejemplo, lo hace. Crecen nuevos cabellos, se desprende la piel muerta, se renuevan los pulmones. Nuestro organismo se encuentra en un proceso incesante de transformación. De acuerdo con los científicos, el cuerpo humano se reemplaza completamente a sí mismo, con un nuevo conjunto de células, cada siete a diez años.

¿Cuándo fue la última vez que renovaste tu relación? Quizás esta sea la primera vez y estoy aquí para guiarte en cada paso que deberás dar para transformarla. Sé que este proceso da miedo y muchas veces puede ser doloroso porque abriremos y destaparemos cosas que no quieres ver, mostrar o volver a sentir. Sin embargo, hacer esta revisión es necesaria porque los cambios asustan, pero ¿sabes qué asusta más? Lamentarte por no haberlo hecho.

Tal vez te estás preguntando: ¿qué es renovar mi relación? ¿Por qué necesito renovarla? ¿Cómo sé si mi relación necesita una renovación? ¿Qué necesito para renovar mi relación?

Te respondo brevemente. Renovar tu relación es transformar tu relación actual a una de vibración y satisfacción superior. Es fijar un nuevo horizonte, con proyectos renovados, nuevos sueños. Es el rediseño de tu relación actual a tu relación ideal. Necesitas renovarla porque te darás cuenta de que hay cosas que ya no puedes llevar, comportamientos y creencias que deberás dejar atrás, creencias, situaciones que deberás soltar y sanar, para avanzar y evolucionar.

Se requiere valentía para vivir este proceso, no obstante cuando hay amor y mucho interés es posible hacer una transformación interior y exterior de nuestra relación.

RENUÉVALA O TU RELACIÓN MORIRÁ LENTAMENTE

Las águilas viven setenta años, pero a los cuarenta años tienen que tomar una difícil decisión. Sus uñas se vuelven tan largas y flexibles que no puede sujetar a las presas de las cuales se alimenta. El pico, alargado y puntiagudo, se curva demasiado apuntando contra el pecho y ya no le sirve. Sus alas están envejecidas y pesadas en función del gran tamaño de sus plumas, y para entonces, volar se le hace muy difícil.

Tiene dos opciones: abandonarse y morir o enfrentarse a un doloroso proceso de renovación, que consiste en volar a un nido en las montañas cerca de una pared, ya que está seguro. El águila comienza a golpear con su pico en la pared con mucha fuerza hasta conseguir arrancárselo. Después esperará el crecimiento de un nuevo pico, con el que se desprenderá una a una sus viejas uñas. Cuando las nuevas garras comienzan a nacer, comenzará a desgarrarse sus desgastadas plumas.

Y después de todos esos largos y dolorosos cinco meses de heridas, cicatrizaciones y crecimiento, logra realizar su famoso vuelo de renovación, renacimiento y festejo para vivir otros treinta años más.

Ahora es tu decisión dejar morir tu relación o ¡emprender un vuelo de victoria!

Sé que deseas cambiar tu relación, pero un deseo no cambia nada si no hay una decisión con ejecución y esa ejecución es la RENOVACIÓN; eso sí lo cambiará TODO.

Imagínate renovar tu relación, reconstruir tu hogar, remodelar tu vida en pareja, rediseñar tu felicidad. ¿Te parece imposible? No lo es porque los pasos son sencillos y eficaces. Solo necesitarás:

- Comprometerte a cambiar tus pensamientos.
- Deshacerte de todo lo viejo y lo que no necesitas.
- Tener las herramientas necesarias.
- Y soportar el proceso.

Es hora de vivir a plenitud, de alzar el vuelo. Así que iniciemos este viaje juntas y revisemos:

¿Hay grietas en los pilares de tu relación?

Amor

1. Has perdido la ilusión del principio de la relación.

2. Ya no expresas a tu pareja tu amor ni en palabras ni acciones.

3. Sientes que estás desenamorada y lastimada.

Sexo

1. Ha bajado la frecuencia sexual.

2. No quieres ningún contacto con el cuerpo de tu pareja (abrazo, ducha juntos, caricias, besos).

3. No sientes deseo sexual por tu pareja.

Comunicación

1. Las discusiones no tienen cierre y son estériles.

2. No se escuchan y no se comprenden.

3. No hablan abiertamente de cualquier tema, porque sienten reserva de lastimarse.

Proyecto en común

1. Últimamente, tus objetivos se separan de los de la relación.

2. Piensas en proyectos individuales.

3. Sientes que solo los une el ser padres de unos niños.

Vamos a trabajar en restaurar y reparar cada pilar, pero debes hacer un pacto de transformación. ¡Comencemos el paso a paso!

Capítulo II

REVISAR PARA SANAR

SANAR ES ABRAZAR LO QUE MÁS SE TEME;
CURAR ES ABRIR LO QUE SE HA CERRADO,
SUAVIZAR LO QUE SE HA ENDURECIDO EN OBSTRUCCIÓN,
CURAR ES APRENDER A CONFIAR EN LA VIDA.

JEANNE ACHTERBERG

Imagínate que después de mucho tiempo, por fin te decides a renovar tu casa, a pintarla, a cambiar esos colores que ya no te resultan tan atractivos. Lo primero que haces –antes de pintar– es revisar si hay grietas o agujeros, para proceder a rellenarlos con el material adecuado y buscar si hay pintura desconchada para rasparla y lijarla. Solo entonces podrás pintar las paredes con los nuevos y vibrantes colores que escogiste.

De esa misma forma debes proceder en tu relación. Cuando te asalten las dudas, cuando te embarguen sentimientos y circunstancias que te generen insatisfacción, detente a verificar qué está sucediendo para que, al igual que la pared, puedas reparar y renovar.

Para usar otro símil, imagínate que vas en un vehículo y se encienden ciertas luces de alarma que te indican que algo está fallando, como el aceite o la temperatura. En este caso, las luces de alarma que originan ese alto para revisar tienen que ver con tus sentimientos de frustración, de estancamiento, de no sentirte escuchada, de no disfrutar la relación.

Rara vez alguien se sienta cómodamente en su sofá a preguntarse: "¿Qué está fallando en mi relación?", pero sí pueden sentir esas alarmas, esos pensamientos de: "¿Qué pasa que no me estoy sintiendo plena?", "Me siento aburrida en esta relación", que son indicativos que te invitan a pararte a corregir tu relación.

A continuación encontrarás una serie de preguntas que son de gran utilidad para ayudarte a "escanear" tu relación, en caso de que algunas alarmas hayan pasado desapercibidas.

- ¿Te sientes satisfecha con la relación que tienes?
- ¿Te ayuda a crecer personalmente?
- ¿Te sientes plena o frustrada con tu relación en este momento?
- ¿Te sientes escuchada cuando hablas con tu pareja?
- ¿Te sientes halagada o criticada en tu relación de pareja?
- ¿Es la intimidad sexual satisfactoria?
- ¿En ocasiones te sientes perdida y sin saber cuál es el problema exacto de tu relación?
- ¿Te sientes desmotivada en tu relación de pareja?

- ¿Aún te atrae sexualmente tu pareja?
- ¿Has fantaseado o imaginado cómo sería estar fuera de la relación?
- ¿Sientes que todo te da igual en la relación?

Dicho esto, supongamos que revisando tu relación, descubres algunos aspectos que antes ignorabas o no notabas y que ahora deseas mejorar la desconfianza instalada en la relación por un evento no resuelto de infidelidad en el pasado, el manejo de la economía familiar o la falta de intimidad, que son las situaciones que ocasionan conflictos con más frecuencia.

En terapia de parejas hablamos de que la relación tiene vida propia, es como un ser humano que respira, que sueña, que se tiene que alimentar, que vive, sufre, llora cuando se encuentra golpeada y que, por supuesto, tenemos que rescatar si queremos que se mantenga viva. Si bien es cierto que cada persona tiene situaciones individuales que sanar, la relación tiene sus propias heridas; por ejemplo, la desilusión, la infidelidad, las ofensas y faltas. Si no sanamos cada una de estas heridas que marcaron la relación es difícil que esta pueda avanzar porque nadie llega muy lejos si está golpeado y herido y, como ya dije, la relación es un ente vivo.

Cuando nuestra piel se lesiona, el cuerpo pone en marcha una serie de eventos en automático denominados “cascada de cicatrización” a fin de reparar los tejidos lesionados. Este proceso pasa por diferentes fases; una de coagulación inmediata para detener la hemorragia, fase de inflamación o defensiva, donde se destruyen las bacterias, luego la fase de proliferación cuyo objetivo es regenerar el tejido y cubrir la herida y por último la fase de maduración donde el nuevo tejido gana fuerza y flexibilidad. El ciclo de cicatrización es notable y puede tomar, dependiendo de la herida, de 21 días a dos años.

Como puedes ver el cuerpo trabaja de manera automática y maravillosa para sanar las heridas físicas a través de fases y tiempo, pero nuestras heridas emocionales, no tienen un sistema igual; debemos activarlo nosotros y pasar fase por fase, tomándonos nuestro tiempo porque el proceso de sanación emocional no es lineal, ni automático.

Además, sanar nuestras heridas emocionales de parejas no va a significar que nunca existieron, solo nos dejarán ser activos sin dolor dentro de ella.

También están las heridas ocasionadas por las expectativas que teníamos sobre la relación y que no se llegaron a cumplir; las cosas a las que tuvimos que renunciar que, si bien es cierto es una renuncia personal, lo hicimos por la relación. Todo ello pudiese originar cierto descontento que la mayoría de las veces no se comunica, sin embargo, la herida está allí y al pasar el tiempo, emerge. Estas son algunas expectativas y renuncias que he visto en consultas:

Paula tenía la expectativa de casarse por la iglesia un día, pues era costumbre en su pueblo. Nunca ocurrió. Después de 25 años surgió la herida a flote.

Ana tenía expectativas de trabajar como piloto de avión. Al casarse tuvo que renunciar porque su esposo le dijo que lo mejor era que se quedara en casa cuidando a los niños. Después de 16 años la herida se abrió en sesión.

Anabella siempre tuvo la expectativa de ser socia de su pareja. Él le dijo que ella no era buena para los negocios. Después de ocho años la herida apareció sangrando en terapia.

¿Qué expectativas tenías cuando te casaste y que se convirtieron en una desilusión que aún hoy te duele y no sanas? ¿Cuánto tiempo llevas herida?

Ya es hora de sanar. Se requiere tiempo y amor, pero es necesario para edificar tu relación.

Si la relación te generó una herida personal, debes ir sanándola a la par que sanas la herida de la relación. ¿Recuerdas las instrucciones que dan en los aviones con respecto a las mascarillas de oxígeno? En caso de emergencia si viajas con un niño, primero, y lo más rápido que puedas, debes ponerte la mascarilla tú para luego ponérsela al niño. Igual funciona en este caso: primero debes empezar un proceso de sanación individual y, al mismo tiempo o sin esperar mucho, empezar el mismo proceso en la relación. Ten presente que aunque comiences los dos procesos en paralelo, la prioridad debe ser tu estabilidad emocional, sin dejar de trabajar en tu relación de pareja. Asimismo, debes mantener el balance entre ambos procesos, ya que corres el riesgo de enfocarte demasiado en ti y si te vuelves egoísta será cuesta arriba sanar la relación.

Si la relación te generó una herida personal, debes ir sanándola a la par que sanas la herida de la relación.

El intento de sanar siempre será importante. Todas las heridas deben sanarse porque no puedes dejar abierta una herida emocional que sangra y te genera dolor, aunque eso implique salir de la relación. De una u otra forma deben sanarse; inclusive hay terapias que independientemente de la edad que tengas te llevan hasta la infancia para sanar las heridas que hayan ocurrido en esa etapa. Toda vivencia que te haya generado dolor –y hasta que logres sanarla– afectará la relación.

No significa que vas a sanar la herida para quedarte en la relación; tal vez al sanarla te des cuenta de que lo mejor para ti es salir de ella. Hacer el trabajo de perdón y liberación del que hablaré más adelante, te va a permitir entender lo que pasó, aprender la lección de eso que viviste y dar lo mejor de ti, pero no necesariamente en esa relación; puede ser en otra relación o en otro espacio. No sanas las heridas porque tengas que quedarte allí, sanas porque tienes que evolucionar y transcender más allá de esa experiencia dolorosa que viviste, porque el perdón debe liberarte principalmente a ti.

Para mí, sanar significa restituirme y llegar a un estado donde lo que me ha ocurrido ya no me afecta. En las relaciones de pareja sanar implica poder curar lo sucedido y no permitir que esto genere ningún tipo de dolor o de rencor, por la situación o por la persona. No es pasar la página, sino llegar al punto donde lo sucedido ya no te perturba y te permita regresar a la etapa donde estabas antes de que eso ocurriera.

Sanar una infidelidad, por ejemplo, significa avanzar y recuperar la confianza, volver a apostar a la relación, reconectarse con la pareja. Si no se puede vivir sin dolor, rabia o desconfianza, si no se puede experimentar este proceso de restitución, difícilmente se puede seguir de manera plena en la relación.

No estoy diciendo que tengas que olvidar los hechos, solo reitero que es cuestión de llegar a un punto donde ese hecho ya no te inquiete, donde el hecho no está olvidado, pero tampoco afecte tu avance. Esto se logra a través de un proceso de liberación, de aceptación y de comprensión que te conduce al perdón y entendimiento de tu pareja. Por supuesto, esta es una decisión personal y debe hacerse de manera sincera si realmente se quiere recuperar la relación.

Supongamos que no sanas y decides terminar la relación. Cuando inicies una nueva, llegarás con una herida abierta que va a sangrar sobre otra persona, arrastrarás todos esos miedos e inseguridades de tu relación anterior. Esa es una de las razones por las que afirmo que este es un proceso que te libera a ti, que hace que confíes de nuevo en ti, que te hace comprender que tú no eres la culpable y te permite soltarlo y comenzar una nueva relación donde no esté presente la incertidumbre.

¿QUÉ RELACIÓN TENGO Y QUÉ RELACIÓN QUIERO CONSTRUIR?

Es fundamental determinar el tipo de relación que tienes y saber cómo es la relación que quieres construir. Puedes hacer una especie de ejercicio de evaluación para identificar tanto los aspectos positivos como los negativos y ponerlos en una balanza. Puedes preguntarte, por ejemplo, ¿por qué debo quedarme?, o ¿por qué debo irme? Por lo general, lo que tenga más fundamentos es lo que incide en la decisión. Si tienes diez razones para irte y tres razones para quedarte, existen más fundamentos para terminar la relación que para insistir en ella.

Cuando quieres saber o medir qué tipo de relación tienes y hacia qué tipo de relación quieres avanzar, puedes evaluar el grado actual de satisfacción, de plenitud sexual, de comunicación, de apoyo, de valoración, de amor, de comodidad. Hazlo tomando como referencia las grietas de los pilares indicados en el capítulo anterior; así podrás darte cuenta de si te sientes bien en todos esos aspectos o ya no te estás sintiendo amada o satisfecha sexualmente; si ya no tienes las mismas ilusiones, si estás allí solo por presión familiar o por estatus social; puedes evaluar si tienes o no la motivación para continuar en la relación.

Analiza si no estás siendo escuchada, si te da miedo decir lo que piensas porque tu pareja no lo comprende, si los conflictos se solucionan o no; todo eso te va a indicar qué tipo de relación tienes y después de identificarla, te puedes plantear qué tipo de relación quieres tener, cuáles de estos aspectos son los que quieres mejorar.

Bien sea la comunicación para sentirte realmente escuchada; la resolución de conflictos, donde se pueda discutir cualquier inquietud sin necesidad de llegar a un problema mayor; mejorar las experiencias sexuales para salir de la monotonía a nivel sexual y en función de eso, buscar las herramientas necesarias que te permitan construir o perfeccionar los aspectos de esa relación a la que estás apuntando.

Otro aspecto que evaluar es si tienes la motivación suficiente para cambiar esa relación. Pasar de la relación que tienes a la relación que quieres, más allá de ser un deseo es una decisión, esa decisión requiere una acción, y esa acción requiere esfuerzo. En consecuencia, debes preguntarte, ¿qué tanto quiero esforzarme, o cuánto tiempo quiero dedicarle a esa transformación que quiero en mi relación? Con el simple hecho de desearla no va a ocurrir a pesar de que puedas tener bien identificadas las fallas en la relación y hayas tomado la decisión de remediarlas.

Esa decisión podría no ejecutarse nunca porque no es solamente tomar la decisión, sino comprometerte con la ejecución de esa transformación y para lograrlo debes tener objetivos claros y medibles, realizar acciones concretas que te permitan materializar esa transformación. Es allí donde radica el problema de muchas parejas: piensan que con solo desearlo y porque se aman, la transformación ocurrirá de manera mágica.

A pesar de la importancia que tiene revisar la relación, es algo que muchas parejas evitan, ya que las conclusiones que pueden surgir de esa revisión, les generan una gran incertidumbre. Les da miedo percatarse de que necesitan empezar un proceso de terapia en pareja, o darse cuenta de que no les conviene estar en esa relación o asumir que ya no queda nada qué recuperar.

Este proceso te generará un costo emocional que vale la pena pagar si en realidad quieres transformar la relación y que no suceda como la mayoría de las relaciones que van avanzando, mientras ignoran conscientemente todos los pequeños detalles que poco a poco van sumando y contribuyen a la ruptura y eventual separación.

Nadie empieza una relación afirmando que va a durar para siempre, sin embargo, sí empezamos con el compromiso de dar lo mejor de nosotros para que funcione. Entonces muchas veces no queremos detenernos y darnos cuenta de que tal vez no está funcionando; esto lo hacemos para evitar el dolor, lo que es natural. Sabemos que una separación es dolorosa, pero más doloroso es vivir en una relación insatisfecha. Haciéndonos los ciegos podemos evitar sentir el dolor, no obstante, viviremos en agonía y seremos los verdugos de nuestra propia felicidad.

Sabemos que una separación es dolorosa, pero más doloroso es vivir en una relación insatisfecha.

Si leyendo este capítulo te das cuenta de que estás en una relación por costumbre, por estatus económico, o quizás por tus hijos, no prolongues ese dolor. Lo mejor que puedes hacer es simplemente abandonar la relación; es decir, comenzar el proceso de separación. A mi juicio, de nada sirve estar sumando años vacíos a nuestra relación de pareja cuando lo que deberíamos sumar son años de plenitud. Hay personas que se jactan diciendo que tienen veinte años de relación, ¿pero cuántos de esos veinte años han vivido realmente a plenitud? ¡Resulta que catorce de ellos han sido amargos!

El argumento de muchas personas al plantearles una separación es: "Ya tengo diez años en esa relación", pero esos diez años pasados no son los que realmente importan. En mi caso, me casé a los veinte y me separé a los treinta. Yo no pensé: "Voy a echar diez años a la basura". No pensé en lo que pasó entre los veinte y los treinta, sin que esto implique que todo fue malo en ese lapso, sino en lo que podría pasar entre los treinta y los cuarenta. Pensé, ¿qué puedo vivir yo en mis próximos diez años? ¿Cómo son los años que quiero vivir ¿Los quiero vivir igual o los quiero vivir mejor? Debí ser inteligente para sacar un aprendizaje que permitiera que mi próxima relación fuera mejor, que me permitiera disfrutarla.

De eso se trata tomar decisiones. Estoy convencida de que si tuviera que tomar la decisión –aun teniendo sesenta años– de terminar una relación después de cuarenta años, lo haría porque podría empezar otra relación que durara solo diez años y vivir mis últimos años de forma plena y feliz.

Hay parejas que te dicen que en los últimos diez años todo ha sido casi igual. ¿En serio?, ¿diez años en tu relación de pareja y no hay anécdotas, recuerdos, momentos interesantes? Muchas parejas no gozan de esto, sino que viven en una monotonía repetitiva.

Otro argumento común es el del tema económico. Si te encuentras en ese caso, lo primero a entender es que una relación no puede ser para tu sustento económico. No es posible que en estos tiempos una mujer piense que no puede ser independiente y autosuficiente y proveer lo requerido para cubrir sus necesidades básicas. Este es un punto que no tiene que ver con la preparación académica porque hay muchas mujeres formadas profesionalmente, pero anuladas en el sentido de que son dependientes emocional y económicamente. Esa es una decisión de falta de liderazgo personal y autoestima, de no creerse capaces de sostenerse ellas mismas y a sus hijos y esa creencia, por supuesto, dificulta que abandone la relación.

Insisto en que debes entender que eres una persona adulta, que eres suficientemente capaz para cubrir tus necesidades básicas. Lo eres a pesar de que te dé miedo. Este miedo lo entiendo perfectamente, ya que lo viví en carne propia. Más allá de mi vida profesional fui pareja por diez años y aun siendo abogada especialista en impuestos, al momento de tomar la decisión de separarme me asusté porque el mayor ingreso lo proveía mi pareja. En ese momento empecé a preguntarme si iba a poder seguir pagando el apartamento, los servicios, el carro, los seguros.

Ciertamente es un reto. Es un desafío darte cuenta de que es posible, de que lo puedes hacer. Al principio todas las personas que se separan viven un quiebre económico mientras se reajustan y ese es el mayor miedo que yo veo en terapia: mujeres profesionales, preparadas, con el miedo de creer que no son capaces de proveer una buena calidad de vida para ellas y su familia. Es triste estar en una relación pensando en lo que se tiene o en lo que se puede perder en el aspecto económico o de estatus, cuando la pérdida importante es la de estabilidad emocional y calidad de vida. Estar en una relación donde no nos sentimos plenos, felices, tiene un muy alto costo emocional y físico que nos ocasionan estados de estrés, ansiedad, depresión y que, a su vez, pueden derivar en enfermedades.

Si tienes miedo de abandonar la relación, entonces procura reconstruirla o renovarla. Lo puedes hacer y vivir en una relación plena y disfrutar de tu confort; esa es la propuesta del libro. Ahora bien, si insistes en quedarte por los niños, por costumbre o simplemente porque eres de las personas que no quiere mejorar nada, vivirás siempre en una relación deteriorada que no hace feliz a nadie.

Si tienes miedo de abandonar la relación, entonces procura reconstruirla o renovarla.

Utilizar a los niños es una excusa, un escudo innecesario. No puedes responsabilizar a tus hijos por estar en una relación infeliz, es injusto cargarlos con ese peso.

Tú empezaste esa relación por decisión propia, porque querías estar con esa persona y tus hijos ¡ni siquiera existían! Por lo tanto, si te quieres mantener en esa relación, tiene que ser por la misma razón por la que la iniciaste, por ti y porque quieres estar con esa persona.

No vale decir: "Quiero estar en la relación por mis hijos"; tampoco es válido decir: "Quiero estar en la relación por costumbre". Lo ideal es sentir que quieres estar en la relación porque la disfrutas. Si estás por costumbre, si te has acomodado a la situación de estar infeliz, tienes que reacomodarte y aprender a estar sola y a disfrutar de tu propia compañía. A disfrutar sin necesidad de estar con una pareja con la que ya no te sientes bien.

SACAR EL RESENTIMIENTO PARA COMENZAR LA SANACIÓN

Hablemos con honestidad, todas las parejas guardan resentimientos. Todos tenemos una mochila llena de situaciones que nos han marcado durante el noviazgo, incluso hasta dentro de la misma relación, y que si no vamos vaciando, por supuesto, se hará cada día más pesada. El resentimiento en la pareja es una pasión negativa de rabia y orgullo acumulados que con el tiempo cuesta soltar.

En las primeras sesiones con una pareja suelo decirles: "Si no sanan, si no sueltan ese resentimiento y no expresan eso que les duele, ¿cómo podemos avanzar en trabajar o en mejorar la relación?". Primero hay que vaciar la mochila para poder ir ligeros en el camino que queremos, que es el de reconstruir o mejorar la relación. A continuación les pido que describan cinco situaciones vividas que les hayan generado dolor o por las que le guardan resentimiento a su pareja. ¿Qué es eso que les hizo la pareja que todavía guardan allí?

Permíteme contarte este caso real: una pareja con veinticinco años de casados y la mujer aún estaba resentida y dolida porque no se casaron por la iglesia. ¡Increíble! Pasaron veinticinco años y ella cerró su corazón y no lo abría porque sentía un gran dolor, tenía una gran herida por el simple hecho de que su pareja se negó a casarse por la iglesia. Ese hecho la marcó tanto que nunca pudo dar el cien por ciento a su relación.

Imagínate guardar un resentimiento que te impida dar lo mejor de ti por tanto tiempo. Tal vez si hubiera ido a terapia al año o a los dos años, un profesional le hubiera dado las herramientas para aceptar que eso nunca iba a ocurrir, para comunicar y replantear ese conflicto. De esa forma, ella no hubiera tenido expectativas al respecto y se hubiera ahorrado veinticinco años de dolor.

La persona de este ejemplo también debía reconocer que calló y aceptó, que no comunicó su malestar, por lo que también es responsable del resultado. Quizás su pareja nunca supo que eso le dolía, tal vez de haberlo sabido hubiera entendido el dolor que le estaba causando a ella. Puede que le hubiera dicho: "No sabía que esto te dolía tanto, vamos a casarnos ahora", pero como ella nunca lo comunicó, no puede pretender que su pareja la comprenda veinticinco años después o tal vez le decía directamente esto nunca ocurrirá y simplemente ella podía decidir si aceptarlo con amor o soltarlo con perdón.

Otro ejemplo, y este es personal. Durante mucho tiempo estuve resentida porque el día que di a luz, mi pareja estuvo conmigo un ratico y después me dijo: "Me voy a trabajar, tengo guardia", y –así como la mujer del ejemplo anterior pensaba que todas las mujeres se casan por la iglesia– yo pensaba que todos los hombres estaban con su pareja todo el día (y la noche) del nacimiento de su bebé; entonces me preguntaba ¿por qué él se tiene que ir a trabajar, pudiendo no hacerlo?

Imagínate que yo siguiera casada y quince años después le dijera algo como: "Es que el día que yo di a luz a mi hijo tú me dejaste sola". Su reacción normal sería decir: "¿Después de tanto tiempo es que tú me vas a reclamar eso?".

Esa es la importancia de hablar a tiempo. Si yo lo hablo, quizás su reacción hubiese sido decirme: "Lis, discúlpame por no haber estado, si llegamos a tener otro hijo yo no te voy a dejar sola en ningún momento". Se hubiera rectificado y me habría sacado ese resentimiento. Pero, de no hablarlo y en caso de tener otro hijo, él pudiese creer que si la primera vez no me importó, la segunda tampoco y hasta quizás esté de viaje. Esto me llevará a sentir que no le importo, cuando lo cierto es que nunca lo conversé con él, no lo expresé y mi pareja no sabe lo importante que esto es para mí.

A continuación, aparece el resentimiento que origina la adopción de actitudes como: "Si él no fue capaz de cuidarme ese día, ¿por qué debo cuidarlo si se enferma?". El resentimiento irá creciendo y cada ocasión será buena para pensar, "me lastimaste y no te lo perdono", y para guardar dicho resentimiento a través de los años.

Entonces, para sacar el resentimiento y empezar a sanar, primero tienes que reconocer y aceptar lo que te está doliendo. Muchas veces obviamos esto. Veamos si estas frases te son familiares: "A mí no me importa que mi pareja no me escuche, yo sé que él es así", "él no me dedica tiempo, pero no importa; ya estoy acostumbrada". Al final sí te duele y debes reconocer que tienes una herida; una vez que lo haces tienes que conversarlo con tu pareja para que puedas soltar todo el dolor y el resentimiento que eso te ha causado porque el resentimiento es un estado persistente que no te permitirá vivir en paz con tu pareja.

Para sacar el resentimiento y empezar a sanar, primero tienes que reconocer y aceptar lo que te está doliendo.

Resumiendo, primero reconocer el resentimiento para luego expresarlo y por último soltarlo para que puedas sentir que te quitaste ese peso de encima. Una vez que lo reconoces, lo comprendes, lo aceptas y lo comunicas, ya puedes continuar, bien sea a través del perdón o de la liberación.

Cómo liberarte del resentimiento en tu relación de pareja:

1. Reconocer y aceptar: reconoce y acepta que una situación te ha dolido.

2. Comunicar: expresa lo que has sentido, no lo calles o guardes.

3. Sanar: acepta cada situación como fue, comprende lo ocurrido, revisa qué fue exactamente lo que te lastimó y qué pudiste aprender de eso.

4. Libera: suelta el pasado, deja atrás lo sucedido, enfócate en lo que deseas vivir en el presente, con una visión en el futuro, libre de anclas al pasado.

5. Perdona: vive el proceso de edificar tu relación, de liberar, de restaurar tu amor y compasión hacia tu pareja.

LA MAGIA DEL PERDÓN EN LA RELACIÓN

Una buena forma de materializar el perdón es hacer un ejercicio para soltar el resentimiento. Este ejercicio consiste en escribir cinco cosas significativas por las cuales le guardas resentimiento a tu pareja y hacérselas saber para poder soltarlas. No debes hacerlo esperando que tu pareja te pida perdón; esa no es la idea, porque no necesariamente tu pareja tiene que sentir arrepentimiento o pedirte perdón para que tú liberes el resentimiento. La idea es hacerlo para no tener sentimientos de venganza, para mantener la buena voluntad que nos quita el resentimiento.

Te doy el ejemplo de una paciente que me dijo: "Fueron tantas infidelidades que yo acepté, le guardaba resentimiento a mi pareja y eso me llevó a tratarlo mal". Obviamente, existe ese resentimiento que no se suelta y genera dolor. Tratar mal a la pareja solo originará una relación desbalanceada, poco saludable, porque se tiene la intención constante de herir al otro y nos hace perder la buena disposición, la ternura. Nos cierra y no entregamos el cien por ciento de nosotros porque sentimos que el otro no se lo merece. Ninguna relación puede avanzar de esta manera.

En la relación madre-hijo, por ejemplo, no necesitas que tu hijo te diga: "Mamá, perdóname por haberte dicho todo lo que te dije". Tú perdonas a tu hijo por tu amor incondicional, no necesitas que él –expresamente– te pida perdón por lastimarte. Por supuesto, las relaciones de pareja son diferentes y queremos ver a nuestra pareja ganándose ese perdón. El perdón pasa a ser un trofeo, tiene que pasar por un viacrucis, tiene que demostrarnos su arrepentimiento. Esperamos que lo exprese, que lo manifieste para nosotros poder perdonar. **Es una cuestión de ego.**

No creo que perdonar es algo que debamos hacer desde el ego. Debemos otorgar el perdón desde nuestra naturaleza humana, desde nuestra condición de ser compasivos. Perdona desde la comprensión de que, como todo ser humano, tu pareja no es perfecta y puede cometer errores y faltas; de que como su pareja no estás para juzgarle o condenarle; de que no tienes necesidad para darle el perdón como un trofeo. Perdona estando consciente de que desde tu naturaleza compasiva puedes comprender su conducta, aceptarla y perdonarla.

Por otro lado, hay hechos que, quizás, puedes perdonar y aceptar y otros que puedes perdonar y no aceptar. Quizás puedas perdonar que tu pareja haya sido violenta contigo, que en un momento de rabia te haya golpeado; puedes entender que no sabe manejar la frustración y tiene problemas de ira. Desde tu naturaleza compasiva entiendes que así es tu pareja y que tú la elegiste. Entonces la perdonas, pero no tienes que aceptar que vuelva a pasar. De hecho, no tienes que aceptar que la relación deba continuar.

Es igual que el tema de la infidelidad. Podemos aceptarla, comprenderla, incluso perdonarla; lo que no podemos permitir es que sea recurrente. Perdonamos y nos perdonamos por haber vivido y aceptado estas situaciones, sin embargo, llega un momento en que ya no las aceptamos en nuestras vidas y debemos retirarnos. Hay circunstancias que pueden ocurrir una sola vez y podemos evaluar para decidir si realmente queremos perdonarlas. Hay algunas que simplemente no son aceptables y hay otras que nunca vamos a perdonar.

Puesto que este proceso es individual y muy personal, cada uno decide lo que considere le haga sentir mejor. El estado ideal es que podamos perdonar en algún momento de nuestra vida, no necesariamente tenemos que hacerlo de inmediato. Otras personas deciden no perdonar y vivir con las consecuencias de guardar ese rencor en su corazón.

No puedo decirte que es obligatorio perdonar, pero si de verdad tienes interés en renovar tu relación, el perdón es un factor clave. Es importante mirar a nuestra pareja desde nuestros ojos compasivos, de amor, de comprensión y perdonarla porque hay situaciones que pudieron ofendernos o afectarnos y que se pueden transformar. Estoy convencida de que el perdón hace la magia en la relación de pareja, porque suaviza la relación y llena a las parejas de empatía, bondad y compasión. Perdonar es el paso fundamental para transformar y renovar tu relación. Sin el perdón y liberación del resentimiento, no es posible restaurar la relación.

Sin el perdón y liberación del resentimiento, no es posible restaurar la relación.

Para dar el siguiente paso, debes hacerlo con un corazón renovado, libre de resentimiento; debes estar libre del pasado y sin heridas. No sigas cargando esa mochila mental por lo ocurrido, vive el presente, llénate de paz, humildad y avanza a la construcción de una nueva relación.

Capítulo III

RENOVAR Y CONSTRUIR LO QUE QUIERO

EL VALOR ESTÁ EN LA RENOVACIÓN,
EN VOLVER A MIRAR CON LOS OJOS LIMPIOS Y PUROS.

OUKA LEELE

Renovar tu relación de pareja es el proceso mediante el cual puedes, con el uso de herramientas adecuadas, transformar y optimizar tu relación hasta llevarla a ser la relación ideal para ambos. No hay un momento estipulado para iniciarlo porque este es un proceso que debe ser constante.

De hecho, cada pareja siente, determina y puede detectar cuándo es el momento de vivir ese proceso de renovación. Por ejemplo, cuando notas que la relación está estancada o no está evolucionando, cuando hay demasiados conflictos sin resolver, cuando has perdido mucha de la ilusión de estar en la relación.

Es allí cuando te das cuenta de que están viviendo algo que necesita transformarse, cuando te planteas que no quieres seguir así y debes comenzar a corregir todos los aspectos de la relación. El aspecto íntimo, el social, el financiero; no puede quedarse ninguno sin revisar porque es la única forma de reajustarlos para poder transformarlos y reforzar cada uno de los pilares.

En los capítulos siguientes abordaré en detalle las herramientas que las parejas necesitan para vivir este proceso: la intimidad plena, la habilidad de resolver conflictos y el manejo de comunicación asertiva. Esas son las herramientas que les permitirán transformar su relación, sumando a ellas la disposición para abrazar alguna creencia o práctica espiritual que les mantenga en esperanza.

Siguiendo el símil del capítulo anterior, cuando dices: "Quiero remodelar esta pared", primero debes visualizar el resultado final, ¿cómo quieres que quede?, y aunque esa visión no sea del todo clara, es la que te impulsará en la acción de remodelar. Por eso hablo de la esperanza, de la visión de cómo será tu relación luego de renovada. Allí tiene que estar puesta tu fe, en creer que realmente la puedes transformar. La herramienta principal es la fe y tener a Dios presente en ese proceso de renovación.

Allí tiene que estar puesta tu fe, en creer que realmente la puedes transformar.

Luego necesitas un buen martillo para tumbar la pared. Ese martillo representa tu capacidad para resolver conflictos, que es una de las mejores habilidades que puedes aprender no solo en tu relación de pareja, sino en las relaciones de cualquier índole. Si sabes resolver conflictos será mucho más fácil afrontar obstáculos y, al no haber cúmulos de conflictos no resueltos, no habrá resentimientos, por lo que el proceso de transformación será más fluido.

La tercera herramienta que necesitas es la comunicación asertiva. Comunicarte con asertividad te permitirá hablarle abiertamente a tu pareja de todas las situaciones que se presenten en la relación, desde la más simple hasta la más compleja, sabiendo que te sientes cómoda, tranquila, respetada, escuchada; que te sientes en igualdad; que no hay agresión, pero tampoco hay pasividad de tu parte.

Como ves, no se necesita mucho para vivir este proceso porque si bien es cierto que vas a trabajar en, por ejemplo, tu intimidad, ese trabajo no sería una herramienta, sino más bien parte del resultado de utilizar de manera correcta la resolución de conflictos y la comunicación.

Por otro lado, considero necesario que –en el momento en que así lo requieras– busques algún tipo de apoyo para aprender o reforzar estas habilidades. Si quieres mejor tu habilidad de comunicarte asertivamente puedes comprar un libro, acudir a un especialista o asistir a talleres donde aborden el tema y te suministren técnicas y herramientas para ello.

En mi caso, uso una fórmula muy sencilla basada en el hecho de que las parejas suelen hacerse reclamos mediante generalizaciones. Por ejemplo, "tú nunca me escuchas". En cambio, si se hace de manera asertiva, diciendo lo que en realidad se quiere, lo adecuado es decir: "Yo necesito sentirme escuchada". ¿Cómo quieres sentirte escuchada? Explícale a tu pareja: "Necesito sentirme escuchada y que me dediques diez minutos diarios para poder compartir contigo; eso me haría sentir desahogada". Como te dije, es muy sencillo. Solo se trata de explicarle a tu pareja qué quieres, cómo lo quieres y cómo eso te haría sentir.

CONSTRUYENDO TU RELACIÓN IDEAL

Hay tantas relaciones ideales como personas. Y esto es porque la relación ideal es el concepto personal, lo que crees que **es perfecto para ti**. Algunas parejas tienen una vaga idea de lo que quieren, pero no saben describirlo y por ello se hace necesario el ejercicio de enumerar y describir todas las características y elementos que forman parte de tu relación ideal y que deseas para sentirte bien y feliz dentro de ella.

Por ejemplo, haz el ejercicio de describir tu casa ideal. Tú sabes cómo es tu casa ideal y los elementos que debería tener, de manera que si te dan la oportunidad de escoger entre tres casas, tendrías muy claro cuál de ellas es perfecta para ti.

Tu casa ideal debe tener cuatro habitaciones porque además de la pareja, están los dos hijos y quieres una habitación para huéspedes. De esta forma, una casa de tres habitaciones no cubre tus necesidades ni tus expectativas. Además, quieres una cocina amplia, así los demás espacios sean pequeños, porque te encanta cocinar y allí pasarás mucho tiempo.

Lo mismo pasa con las parejas. A mi juicio, una relación ideal es aquella donde, entre otras cosas, haya espacio para el disfrute y la diversión, donde puedas ser tú misma, donde trabajen en equipo y ambos le den prioridad a la relación por encima de la familia y trabajo.

Ahora, y en el espacio que encontrarás a continuación describe todas las características que debe tener tu relación ideal. Por ejemplo, yo necesito espacio para ser escuchada; en mi relación ideal el valor de la fidelidad y planificar tiempo para compartir es muy importante; la intimidad, el disfrute sexual son relevantes; en ese espacio debo poder seguir evolucionando profesionalmente, porque una relación que limite mi crecimiento profesional no es la relación que me conviene.

Se trata de enumerar todos los elementos que debe tener esa relación para que te sientas plena, amada, deseada y respetada.

Una relación que limite mi crecimiento profesional no es la relación que me conviene.

Después de enumerar todo lo que necesitas en la relación y compararlo con tu situación actual es que podrás ver con certeza qué tipo de relación tienes y qué puedes construir. ¿Querías una casa con piscina y esta no la tiene? No pasa nada, quizás tienes el espacio y la voluntad para construirla. No necesariamente tienes que venderla o pensar que no es tu casa ideal. ¡Por eso hablamos de renovación! La puedes transformar y convertirla en lo que tú quieres.

ES IMPORTANTE SEPARAR IDEAL DE PERFECTO

¿Quién dice que la relación que tienes no es perfecta para ti? Que algo sea perfecto no le impide que se dañe o se deteriore. Puedes comprar una computadora que tiene todo lo que necesitas y decir que es la computadora perfecta para ti. Si se daña una tecla o la batería, y la puedes reparar, sigue siendo perfecta.

Tu relación puede tener un estándar sin llegar a idealizarla, solo construyendo lo ideal para ti. Así como construir una casa que no va a quedar perfecta, pero es la ideal para ti y eso ya la hace perfecta. Puede haber mejores, más grandes, sin embargo, es en esta donde te sientes cómoda.

CONSTRUIR UNA RELACIÓN DE AMISTAD

La relación ideal es aquella donde se mezcla el amor con la amistad. Una relación funciona si se aprende a ser amigos, a conversar, a comunicarse, a corregirse, siempre buscando ser mejores juntos.

En días pasados, una paciente me dijo: "Es que yo no quiero que mi pareja sea mi amigo, para eso tengo amigos; yo quiero que él sea mi esposo". Eso me hizo reflexionar sobre la amistad en la pareja, en cómo nos equivocamos y no le damos importancia. Creo que la amistad juega un papel muy importante en la construcción de esta relación ideal porque cuando somos amigos, nos aceptamos tal como somos. Es decir, no es probable que le digas a tu amigo: "Es que tú eres muy mentiroso y no voy a ser tu amiga". Tú lo aceptas y dices: "Él es mi mejor amigo, es medio mentiroso, pero yo lo quiero así como es".

De igual forma pasa con los defectos de tu pareja. Nos encanta, a veces de forma exagerada, ponernos etiquetas como "manipulador", "mentiroso", "tóxica", pero puedes decir: "Mi pareja es un poco dramática, pero yo la acepto como es". Esa es la aceptación que forma parte de la amistad a la que me refiero y que creo se debe llevar a la relación de pareja porque, además, crea una intimidad que desemboca en la complicidad.

Aunque parezca mentira, hay parejas que no son amigos y mucho menos cómplices. La mayoría de las parejas no construyen su relación desde la amistad, sino desde el compromiso de relacionarse y de estar, pero no tienen esa capacidad que tienen con los amigos de, por ejemplo, salir a tomarse un café, contarse las cosas que les pasan.

Si a un amigo puedes contarle o revelarle secretos, ¿quién dice que no puedes hacerlo con tu pareja? Tu pareja debería ser tu mejor amigo. No cualquier amigo, sino tu mejor amigo. Esa persona a quien puedas confiarle tus secretos, contarle tus sueños y proyectos y hacerla cómplice de ellos. Las parejas que logran construir este lazo de amistad suelen permanecer juntas por mucho más tiempo.

Tu pareja debería ser tu mejor amigo. No cualquier amigo, sino tu mejor amigo.

Hay parejas que, al contrario de lo que hacen con sus amigos, son incapaces de decirse ciertas verdades o de conversar sobre ciertos temas propios de la relación, como el sexo o el dinero. Hay quienes dicen: "No voy a decirle esto a mi pareja porque sé que le va a incomodar". Tú con un amigo no te reservas temas. Porque es tu amigo, porque sabes que te va a comprender y que te puede apoyar.

Cuando no haces eso con tu pareja, es porque su vínculo es tenue, porque no existe entre ustedes una amistad que les permita hablarse desnudamente, con el alma, sintiéndose cómodos. Seguro tienen una buena comunicación, pero no hay una conexión profunda, no existe complicidad ni hay ese vínculo íntimo de la amistad.

Esta carencia se pone de manifiesto cuando aparecen las tormentas o vicisitudes y nos cuesta comprender a nuestra pareja, trabajar en equipo con ella, cuando se nos hace difícil confiar en nuestra pareja. Esto sucede porque para ser un buen compañero, una buena pareja, deberías crear con la otra persona un buen vínculo de amistad. De esta forma, la permanencia, la comprensión, la empatía, la diversión y los demás valores propios de la amistad se manifiestan en tu relación.

Porque las parejas que no se divierten juntos, que no son capaces de reírse juntos, de disfrutar una salida juntos, que se incomodan en el silencio, simplemente no son amigos. Por lo general se envuelven tanto en su rutina de la casa o del trabajo, que solo se interrelacionan mediante una intimidad vacía. Si no hay conexión en la amistad, difícilmente habrá una buena conexión en la intimidad. Puede que no sientas que tu pareja es tu amigo; sin embargo, como cualquier otra relación, la amistad se construye.

Se puede crear el puente para pasar de ser pareja a ser amigos, pero si primero fueron amigos y pasaron a ser pareja es mucho más fácil. Quizás con el tiempo se desconectaron, pero pueden restaurar esa conexión. "Antes hablábamos mucho", "antes nos reíamos", "antes sabía más cosas de ti", "vamos a rescatar esa amistad". Comienzan a salir y a pesar de que hayan estado distanciados, cuando se vuelvan a conectar, es como si el tiempo no hubiera pasado.

Tu pareja no es solo tu esposo, con quien compartes deudas, hijos, una casa o relaciones sexuales. Lo has elegido porque adoras su personalidad, ¡aprovecha y construye una amistad!

- Respeta su espacio.
- Pasen tiempo juntos.
- Tengan conversaciones íntimas y honestas.
- Sean detallistas.
- Diviértanse juntos.
- Interésate por sus cosas.
- Escucha y comprende a tu pareja.

Este vínculo de amistad con tu pareja te otorgará la gran satisfacción de compartir experiencias, sentirte segura y confiar en alguien sin fisuras. La amabilidad es la base de la amistad, la amistad en pareja facilita muchísimo la convivencia y evita los conflictos por cosas irrelevantes.

CONSTRUIR RECUERDOS Y MOMENTOS INOLVIDABLES

Una frase que a mí me gusta dice que la felicidad está llena de momentos. Pero no sé por qué en las relaciones de pareja, creemos que esos momentos surgen por azar, que no se tienen que planificar. La verdad es que los momentos se tienen que crear para vivir esa experiencia y tener recuerdos inolvidables.

En mi experiencia profesional en las terapias de pareja, me doy cuenta de que son muy pocos los recuerdos o las memorias que guardan las parejas, o las que guardan son las que vivieron durante el noviazgo. "Cuando éramos novios teníamos citas", "cuando éramos novios salíamos a bailar", "cuando éramos novios todo era diferente". ¿Qué ha pasado?, ¿o qué pasó entonces que ahora están viviendo experiencias que los consumen, pero que no nutren la relación?

Puede que salgan a comer fuera, pero esa salida no tiene ninguna intención, nada de especial, es algo rutinario. Con el paso del tiempo se dejan de celebrar momentos, se dejan de crear escenarios y espacios. Muchas parejas no piensan que planificar estos momentos sea necesario, porque tienen la creencia de que tienen que surgir por azar y que tienen que ser espontáneos.

La verdad es que así como planificamos cualquier actividad; una fiesta, donde tenemos una lista de cosas por hacer, unas vacaciones o un proyecto del trabajo, debemos aprender a planificar y definir cómo queremos vivir esos momentos en la relación de pareja. Esto es clave, no porque vamos a salir de la rutina, porque a lo mejor podemos instaurar rutinas en la creación de estos momentos, pero sí podemos crear espacios y recuerdos inolvidables.

¿Cómo puedes crear momentos inolvidables?, sabiendo lo que quieres vivir o experimentar en una semana, en quince días, en seis meses o en un año. Me parece increíble que a la pregunta: "¿Qué hicieron de especial el año pasado?", algunas parejas me respondan "nada". No tuvieron una escapada a la playa, una cena romántica. Nada más allá de las vacaciones familiares y celebrar la Navidad.

Te propongo que comiences a planificar cosas. Que decidas, por ejemplo, que todos los viernes tendrás un día de conexión con tu pareja. En mi caso, mi rutina es que todos los viernes son nuestros. Él no trabaja después de las dos de la tarde y yo no agendo citas porque ese es el día de mi pareja. Podemos tomar una copa de vino, ver una serie que nos gusta, o simplemente sentarnos a tomar un café en casa. O podemos planificar salir a bailar, a cenar.

Son salidas con intenciones, porque yo me arreglo como si fuera una cita, y no voy a hablar de mis problemas, de las deudas que se tengan de la casa, ni de los niños. Voy a hablar con mi pareja sobre nosotros. Salir con intención es salir y ver cómo lo disfrutamos, cómo nos acompañamos, cómo nutrimos nuestra relación a través de este espacio.

Quizás estarás pensando: "¿Pero lo voy a hacer todos los viernes?". Si te fijas, solo le vas a dedicar a tu relación de pareja, cuatro de los treinta días del mes. Y de esos cuatro días, solamente estamos hablando de las tardes, así que prácticamente son apenas dos días. En resumen, de treinta días tú te dedicaste a nutrir tu relación de pareja dos días, 48 horas. Eso es lo que está nutriendo tu relación, ese espacio, ese pequeño tiempo. Porque de lunes a viernes en la mañana, cada uno está sumergido en su rutina, en su actividad, en su día a día.

Puede que establezcas que cada dos meses, van a tener una escapada; al año serían seis. O que irán a la playa un fin de semana cada tres meses. Sea como lo decidas, lo importante es abrir ese espacio para poder nutrir tu relación de pareja y crear momentos y memorias. Recuerda que esos momentos no están fijados en ningún calendario, como el día de San Valentín o de sus cumpleaños. Son momentos que tienes que fijar conversando con tu pareja sobre las cosas que a ambos les gustaría hacer. Una buena idea es que cada uno haga su propia lista de diez o quince actividades que quisieran hacer y luego la comparen para ver en qué coinciden o qué pueden acordar y hacer juntos.

No cuesta nada crear una especie de calendario con actividades que te gustaría hacer, destinos, fechas probables, de manera que puedan ir coordinando todo lo que se requiere para llevarlas a cabo. Aunque este método pueda parecer aburrido o falto de espontaneidad, te aseguro que no es así. Puesto que tus sentimientos y emociones son diferentes cada día, esto será lo que aporte el elemento diferenciador. Cada viernes será distinto, no solo porque puedes visitar sitios diferentes y probar diferentes platos –una ruta gastronómica, por ejemplo–, sino porque tu estado de ánimo será diferentes y hará, a su vez, que cada experiencia sea distinta.

Esto no es algo que deba cumplirse rigurosamente. Si uno que otro viernes no pueden salir, no pasa nada. Lo importante es estar atentos a que no se convierta en un hábito porque tanto los hábitos positivos como los negativos se refuerzan con la práctica. Si tienes el hábito de darle un beso a tu pareja todos los días y un día dejas de hacerlo, no pasa nada. Otro día dejas de hacerlo y no pasa nada, tampoco pasa nada la semana siguiente y se va instaurando el hábito de no besarla. Así, pasado un año, ya ni tú ni tu pareja se acuerdan de ese beso diario.

Te reitero que la planificación no tiene que ser aburrida y esa planificación es la que te va a garantizar que siempre tengas espacio para nutrir la relación, para disfrutarla, para crear memorias con tu pareja, para divertirse juntos, para liberar el estrés propio del día a día y el estrés inherente a la relación. Sin esos espacios, te puede pasar lo que le sucede a muchas parejas: pasó un año y no les dio tiempo ni de una escapada. Y no es que no tuvieron tiempo, es que no se planificaron. Hay que planificar y crear esos momentos inolvidables que luego se convertirán en recuerdos inolvidables. La felicidad está llena de pequeños momentos, dice la frase, pero si no los tienes en tu relación de pareja, ¿qué te queda?

Hay errores que cometemos como pareja y como individuos. ¿Cuántas veces has comprado unas copas de cristal, un vestido para un momento especial?, ¿o un *baby doll* para una noche especial?, ¿o has guardado una receta para una cena especial? Luego resulta que ese momento, ese día, esa noche, esa cena especial nunca llegan. Y no llegan porque no les pusiste fecha ni una hora. Es decir, nunca los planificaste.

He observado que las mujeres que estuvieron en un primer matrimonio y cometieron ese error, no lo volvieron a cometer en el segundo. Si compran unas copas, las usan; si compran una botella de vino, no es para adornar la casa, sino para tomarla con su pareja. Se dan cuenta de que todo eso que compran o que tienen en su casa para crear o recrear un momento especial –velas, flores, vino– es para utilizarlo, no para dejarlo guardado, esperando por momentos que nunca van a ocurrir, porque nunca los planificaron.

Piensa en todo esto, no como en un gasto, sino como en una inversión de tiempo y de dinero, pero para ganar amor, para ganar momentos, para ganar experiencia.

La pregunta que te dejo para la reflexión final es: ¿cuánto te costaría no hacer esta inversión de tiempo y de creatividad al momento?

CONSTRUIR ACUERDOS Y LÍMITES CLAROS

En este proceso de renovación hay un aspecto crucial que debe dejarse claro y es la diferencia entre límites y acuerdos.

Un acuerdo es la decisión que pactan dos o más personas y esto es un concepto básico de Derecho. Tú y tu pareja, de mutuo acuerdo, decidieron que cada dos meses van a tener una escapada juntos; es decir, se pusieron de acuerdo en ese punto y tomaron una decisión. Los acuerdos no son unilaterales, implican a ambas partes y en la relación de pareja tienen que ser consensuados. Suena con términos muy legales, pero así tiene que aplicarse en las relaciones de pareja.

Los acuerdos nos pueden marcar algunos límites y por ello es importante que desde el principio de la relación se sienten a acordar cuáles son esos límites y cuáles son las cosas que no van a negociar. Algunos ejemplos de acuerdos son:

- Trabajar en recuperar su amistad.
- Trabajar en mejorar la comunicación.
- Tener una planificación para crear momentos.
- Dar una opinión de manera conjunta a los hijos con respecto a su crianza. Es decir que antes de darle alguna dirección, disciplina o corrección al niño, ustedes lo conversan y acuerdan una sola voz.
- Algunas conductas o comportamientos dentro de la relación.

Los límites están relacionados con hasta dónde podemos llegar en nuestra relación. Los límites son esa línea que no podemos traspasar, esa demarcación o delimitación de la cual nuestra relación de pareja no debería salirse y que deben quedar lo suficientemente claros. Algunos ejemplos:

- El dinero. Un límite a los gastos mensuales, o a lo que cada uno aporta a sus respectivas familias externas, ocultar dineros o deudas.

- No revisar las cosas del otro. El celular, por ejemplo. Estamos hablando de confianza y la relación no puede salir de allí. Acordaron ser fieles, pero no limitan al otro, el otro puede hacer lo que quiera.

- La violencia en la relación. Un límite que no debe traspasarse si queremos mantener la relación saludable.

- La autonomía para tomar sus propias decisiones en el trabajo, las metas profesionales.

Todas las relaciones tienen límites saludables, estos no es algo restrictivo. Por el contrario, brindan la oportunidad de dar a conocer mutuamente sus necesidades.

Todas las relaciones tienen límites saludables, estos no es algo restrictivo.

Puedes ver que hay bastante diferencia entre lo que es un acuerdo y lo que es un límite y si nunca has hablado de ellos con tu pareja. Mi invitación es a que, ahora que vas a renovar y a construir la relación que quieres, se sienten, conversen y anoten esas pequeñas normas y acuerdos y las consecuencias de no cumplirlos. Esa es la falla de muchos acuerdos. Un contrato, por ejemplo, establece cuánto vas a pagar por el alquiler de un inmueble y también establece una penalidad o intereses de mora en caso de no pagarlo y ya sabes a qué atenerte si lo incumples.

No sucede así en la relación de parejas, donde hablan mucho, acuerdan poco, y cuando acuerdan no establecen las consecuencias por incumplir los acuerdos o los límites. De allí que muchas veces se pueden romper acuerdos y traspasar los límites sin que pase nada.

En cambio, hay personas que acuerdan: "El día que llegue a ocurrir violencia física, es el límite", "el día que me seas infiel, nos separamos". Y así tiene que ser porque de no hacerlo pasa lo mismo que cuando rompes las leyes y nadie te sanciona: lo haces cada vez que te da la gana. Pero si tienes muy claro en tu relación cuáles son los límites y cuáles son esos acuerdos que no deberías romper y además estás consciente de las consecuencias, seguro te cuidas un poco más de hacerlo porque sabrías lo que estás arriesgando. No es decir: "No voy a ser infiel porque me da miedo que mi pareja me descubra". No, no eres infiel porque conoces las consecuencias y estás valorando tu relación y lo que estás poniendo en riesgo.

Así como tu casa tiene un límite y dentro de esa casa tienes normas para poder convivir, como: "Nadie puede llegar después de las 10 de la noche"; acuerdos como: "Tú pagas la luz, yo pago el agua", así mismo se tiene que establecer en la relación de pareja, para que no quede desprotegida y expuesta a estar viviendo en una relación donde cada uno va a actuar de la forma que le dé la gana. Los límites nos permitirán proteger la relación y los acuerdos harán que nos relacionemos mejor.

Capítulo IV

EL SEXO EN LA RELACIÓN

EL SEXO ES LA PUERTA A ALGO PODEROSO Y MÍSTICO.

DAVID LYNCH

El sexo es la conexión que le permite a la pareja vivir una experiencia más allá de lo erótico; una experiencia cargada de la personalidad y cultura de cada uno.

Más allá de su naturaleza biológica y reproductiva, considero que el sexo es una construcción cultural. Esto lo digo porque, a diferencia del resto del reino animal, el ser humano es capaz de darle al sexo una connotación erótica y en ese sentido la función del sexo es conectar con la persona que nos gusta, es poder sentir y experimentar placer; algo que, hasta los momentos, no sabemos si el resto de los animales puede hacer.

Las personas, en cambio, experimentamos, expresamos y vivimos el sexo desde nuestras creencias, personalidad y cultura. Con esto me refiero a que, dependiendo del entorno donde nos hayamos formado, los seres humanos tendremos diferentes formas de abordar las relaciones sexuales y expresarnos durante ellas. Es por esto que se dice que los latinos somos más apasionados y que los franceses son más sensuales, estos son estereotipos culturales, por ejemplo. En cambio, los animales en cualquier parte del mundo tendrán un acto sexual reproductivo de la misma manera.

Asimismo son culturales la prohibición o no de ciertas prácticas sexuales a lo largo del tiempo. En la antigüedad, por ejemplo, el sexo anal era exclusivo para los hombres de alta alcurnia y podían hacerlo con otros hombres. No estaba relacionado con la homosexualidad porque no existía ese término binario de homosexual-heterosexual (ya que esto también es cultural), pero estaba prohibido para las mujeres.

Otro elemento con el que muchas veces se carga la intimidad es el de la religión. Tradicionalmente, las religiones han querido regular la forma en que debe expresarse el sexo dentro de la intimidad de una pareja creyente, desde buscar la castidad, evitar la promiscuidad y satanizar algunas prácticas sexuales.

Al ser un acto de placer, que además tiene una función reproductiva, es crucial darle la importancia que tiene en las relaciones de pareja. Como mencioné en capítulos anteriores, este es uno de los pilares que marca la diferencia con nuestras demás relaciones interpersonales. Con un socio, por ejemplo, puedes tener buena comunicación, quererse mutuamente, tener un proyecto en común, pero no existe el pilar del sexo, no tienes ese pilar de intimidad. También es un acto de intimidad que te permite identificar y plasmar que estás en una relación de pareja porque el sexo no es solo un hecho sexual o erótico; también es un hecho que te conecta con el amor, con tu pareja. Es muy importante que se entienda que este es un pilar fundamental, porque al no entrar el sexo en la ecuación, el resultado será cualquier otro tipo de relación, pero no podríamos llamarla relación de pareja.

También es un acto de intimidad que te permite identificar y plasmar que estás en una relación de pareja.

Puede que algunas de ustedes digan: "Yo amo a mi esposo, me gusta estar en su compañía, pero no tengo intimidad con él y no necesito el sexo". De alguna manera es cierto, porque el sexo no está incluido dentro de las necesidades fisiológicas junto con comer, dormir o respirar, no morirás si no tienes sexo; como sí puede suceder si te privan del sueño o de los alimentos. Pero no es a esa necesidad a la que me refiero, sino a la de elegir algo por placer, a la de compartir con la persona que –más allá de amar– has decidido que sea tu pareja.

Puedes amar a una persona y ser su amiga sin tener una relación con ella, pero en las relaciones de pareja nosotros no solo queremos sentirnos amados, también queremos sentirnos deseados. Eso es lo que muchas parejas no suelen evaluar al momento de entrar en una relación. Desear y sentirse deseado es parte de la expresión de la sexualidad. Tú, como ser humano, expresas tu sexualidad a través del amor; ese afecto, ese enamoramiento, esos sentimientos, son expresión de tu sexualidad y aunado a ello, esa persona te genera un despertar, una atracción sexual, una atracción física, una conexión que te origina la necesidad de intimar con ella.

Desear y sentirse deseado es parte de la expresión de la sexualidad.

En las relaciones al principio todo funciona muy bien. Lo que suele cambiar con el tiempo es el cómo se vive, el cómo se expresa, porque por lo general nadie empieza un noviazgo o una relación diciendo: "Qué mal sexo tenemos", "es que somos novios y no tenemos sexo". Así no funciona y, de hecho, no avanzaría la relación. Lo que funciona es una buena intimidad, una muy buena conexión, porque existió esa atracción que, de hecho, fue la materia prima del amor. Después no puedes excusarte diciendo: "Ahora no es importante para mí".

Cuando dices "al principio teníamos muy buen sexo, pero ya no es tan importante" y esgrimes razones como el tiempo juntos o la edad, es un escudo que significa "ya no disfruto el encuentro sexual contigo". Algo ha ocurrido y cayeron en la monotonía sexual porque obviamente cualquiera se aburre de hacer siempre lo mismo, el mismo preámbulo, las mismas cosas. Lo que se vuelve predecible se vuelve aburrido.

Tal como cuando has visto tanto una película que te sabes hasta los diálogos, llega un punto donde la intimidad es tan repetitiva que ya sabes cómo van a empezar, cómo van a terminar, cómo va a ser tu orgasmo y eso es lo que hace que pierdas el interés de ir a ese encuentro sexual porque no estás recibiendo lo que ese acto debería darte: PLACER. Ese es el momento de averiguar y descubrir, qué es lo que está pasando y por qué esa intimidad no te está generando placer.

Por supuesto, no puedo darte parámetros sobre el sexo que apliquen para todas las personas porque la expresión del sexo es como una huella dactilar, única. De hecho, siempre va a ser diferente incluso si lo vives con la misma persona. La forma en que expresas la intimidad con tu pareja en este momento, seguro es diferente a cómo la expresabas anteriormente. Siempre va a cambiar.

Es por ello que siempre he comentado que escribir un libro sobre sexo es como escribir un libro de cocina. Sabemos que por más que sigas las instrucciones de una receta al pie de la letra, jamás el plato te quedará como el de la fotografía. Lo mismo pasa en el sexo por ser un acto tan peculiar, tan íntimo, y que puede variar en cada encuentro.

Las parejas no suelen hablar de sexo ni de lo que permiten o de lo que no permiten, las parejas suelen ir a ciegas a la cama, a veces ni estando ya en la relación, hablan de sexo. Cuando se empieza el noviazgo uno de los temas que debería tocarse es ese, porque hay situaciones que en otro contexto pueden ser irrespetuosas o humillantes, pero que en la intimidad, si se ha conversado y ambos están de acuerdo, son válidas. Una nalgada o una bofetada, por ejemplo. La única regla, insisto, es que las situaciones que se den en la intimidad se tienen que conversar y acordar entre la pareja y lo que se vaya a hacer dentro de ese entorno, dentro de esa cama, dentro de esa alcoba, sea consensuado. Cuando digo consensuado es que lo hayan acordado ambos y los dos tengan conocimiento pleno de lo que han permitido en ese encuentro sexual.

Sin embargo, por lo general entramos a la intimidad intentando descubrirnos directamente ya en la cama, o en la alcoba. Tu pareja te toca por detrás y descubre que no te gusta el sexo anal. Ya tienen tiempo en la relación y nota que no le haces sexo oral, porque descubriste que no te gusta mucho dar sexo oral. De repente quieres tener sexo salvaje y le das una bofetada, y te das cuenta de que ese tipo de cosas no le gusta. Pero es que ninguno de los dos sabía porque no lo hablaron, no saben qué les gusta, qué les disgusta, qué pueden permitir o no, o a qué se atreverían porque quizás hay cosas que en este momento no estás practicando, pero no significa que a futuro no puedas abrirte a vivir esas experiencias.

Cuando estamos trabajando en nuestra relación y queremos mejorarla o reconstruirla, una de las reformas importantes que tenemos que hacer es la de nuestra intimidad. Para hacer esto tenemos que dejar atrás muchas creencias que se originan en nuestra pobre educación sexual. Lamentablemente, la educación sexual que tuvimos la mayoría de nosotros fue meramente restrictiva; no se nos educó para el placer, para la intimidad, para ver el sexo como una actividad placentera. Al contrario, desde la adolescencia se nos vendió el sexo como algo de lo que había que cuidarse, como algo sin importancia porque lo verdaderamente importante es el amor, o como una obligación que cumplir y no como algo que se debe aprender a disfrutar.

Al estar bloqueados frente al placer, viendo al sexo de una manera negativa, no entendemos la importancia de este en la relación. Muchos de los problemas que se presentan en las relaciones de pareja tienen que ver con la intimidad: el desacoplamiento de las parejas, la diferencia de ideas sobre el sexo y su frecuencia, la diferencia entre el manejo que cada uno tiene de sus propias fantasías, el desconocimiento, incluso, de sus cuerpos no solo en el aspecto físico, sino también en lo que se refiere a conexión y experiencia.

Tal desconocimiento origina la insatisfacción sexual y de allí a la infidelidad hay pocos pasos. Aunque parezca mentira, una infidelidad originada en la búsqueda del componente sexual muchas veces puede equilibrar un matrimonio. O, en otros casos, una gran insatisfacción sexual por parte de uno de los integrantes lleva a la separación. En resumen, una insatisfacción sexual si no se resuelve tiene dos caminos: la búsqueda de ese componente sexual a través de la infidelidad rompiendo el voto de compromiso que se dio a la relación, o lleva a la toma de decisión de la ruptura.

Hay muchos autores que hablan sobre la supuesta diferencia entre el cerebro del hombre y el de la mujer en cuanto al sexo. Dicen que la mujer se conecta emocionalmente, que el hombre se conecta visualmente. Para mí el sexo y el deseo es universal, tanto para el hombre como para la mujer. En este sentido te invito a que busques en la muy conocida página TED.com, la charla de la neurocientífica Daphna Joel quien sostiene que a pesar de todas las diferencias anatómicas que hay entre los cerebros de hombres y mujeres, "no existe un cerebro masculino y uno femenino. Que las mujeres tengan el cerebro más chico y los hombres mayores «espacios vacíos» (ventrículos) no hace que unos u otros sean por defecto más inteligentes, o tengan predisposición a ciertos comportamientos o emociones". En la charla, Joel concluye que el cerebro es intersexual.

Por otro lado, una frase atribuida a una famosa escritora dice que: "El punto G de la mujer está en el oído". Por mucho que se trate de una metáfora, es una frase que tiende a confundir porque el punto G no está en el oído, simplemente está donde tiene que estar.

En esta búsqueda de crear diferencias en la forma como hombres y mujeres vemos al sexo, tendemos más a confundir que a comprender la forma en que dos personas interactúan en el sexo. Tal vez porque la sexología es una ciencia nueva, pero con una historia de investigación olvidada y censurada. Si se compara con otras disciplinas y todavía quedan muchas investigaciones que hacer y ciertas lagunas en la información disponible, lo que da pie a malinterpretaciones.

Sin embargo, insisto en que el deseo es igual en hombres y mujeres. No podemos medir la necesidad, por ejemplo, de sentirse amado. ¿Quién tiene más necesidad el hombre o la mujer? O la necesidad de tomar agua, ¿quién tomará más agua, el hombre o la mujer? No estoy hablando del sexo, pero sí del deseo. Todos queremos de alguna u otra forma sentirnos deseados, para mí no hay diferencia en cuanto a cómo puedo intimar yo con mi pareja, sea hombre o mujer, porque lo que busco realmente es conectarme con el placer, no habría otra necesidad.

Todos queremos de alguna u otra forma sentirnos deseados.

Hay mujeres que dicen, es que para el hombre esto es algo meramente biológico y no pueden vivir sin sexo. Eso no es verdad. Hay hombres que pueden estar sin tener sexo y no es cuestión de que para el hombre, como se cree, el sexo sea más importante que para la mujer. De hecho, tiene que ser importante para los dos y más cuando se trata de una relación de pareja.

Ahora si para alguien no es fundamental pues simplemente no tendría por qué entrar en una relación de pareja. ¿Eso quiere decir que no puedes tener una relación de pareja si no te interesa el sexo? Si no te interesa el sexo y si quieres tener un voto de celibato en tu vida, estás en tu derecho de tomar esa decisión. La falta de sexo no va a amargarte –como también dicen– ni va a deteriorar tu cuerpo. No va a pasar absolutamente nada y puedes ser una persona totalmente feliz, pero sería egoísta querer tener una relación con alguien sin este componente, a menos que la otra persona esté de acuerdo.

Esto también forma parte de la cultura. En Japón, por ejemplo, hay parejas que de mutuo acuerdo establecen que la intimidad en ellos no es importante. En Latinoamérica no ocurre así, siempre entramos con la intimidad y luego queremos cambiar esta situación y pretender que nuestra pareja se quede en la relación y comprenda nuestro desinterés de intimar, o de tener sexo, o de la importancia que nosotros le demos al mismo.

COMPLICIDAD ÍNTIMA EN LA RELACIÓN

En Latinoamérica tenemos una sexualidad muy genitalizada, es decir, creemos que el sexo es tener un encuentro coital donde haya un contacto con los genitales, donde nuestra pareja tenga que eyacular, o debamos tener un orgasmo. Es eso y hacer un par de posiciones del *Kamasutra*, hacer un par de giros y ya está, nos convencemos de que eso es el sexo, de que eso es la intimidad en la pareja, de que eso es lo que debemos tener y nos esforzamos en hacerlo lo mejor posible.

Buscamos cómo dar un mejor sexo oral o cómo tener sexo anal sin que duela, pensando que realmente allí está el placer. Pero el placer del sexo del que yo hablo es el que genera la intimidad en la pareja; por tanto, más allá del sexo la pareja necesita tener una complicidad íntima. Esto es lo que hace que la relación permanezca en el tiempo y que efectivamente cuando no exista la energía (porque el sexo requiere energía), cuando las hormonas jueguen en tu contra en la menopausia o cuando, en el caso del hombre, la edad comience a influir en la irrigación sanguínea que permite la erección, la sexualidad se modifique sin que esto implique que se tiene que pausar.

Una cosa es pausar el sexo o pausar la intimidad y otra cosa es que se transforme o se modifique, lo que ocurre a través de la complicidad íntima. Cuando tienes complicidad íntima con tu pareja, puedes vivir y disfrutar la plenitud sexual por encima de lo que hagan, porque en el sexo no es lo que hacemos, es lo que sentimos o cómo nos conectamos con esa persona, y esto puede ser a través del acto físico, como el coito o de otros actos de intimidad.

Cuando tienes complicidad íntima con tu pareja, puedes vivir y disfrutar la plenitud sexual por encima de lo que hagan.

Intimidad es, por ejemplo, que aunque no tengas sexo con tu pareja, se duchen juntos, le permitas ver tu cuerpo desnudo, te permitas tocarle y acariciarle, lo dejes ver cómo te masturbas, masturbar a tu pareja, incluso dormir juntos y tener contacto con el cuerpo de tu pareja es intimidad. La complicidad íntima de una pareja es aquella que surge de la amistad. Es esa conexión y atracción entre dos personas que implica un conocimiento mutuo. No solo de sus necesidades, gustos, debilidades, fortalezas, deseos o intereses eróticos, sino que a partir de esa amistad se hagan cómplices, y esto significa que puedan estar juntos física y mentalmente, que puedan entenderse, conocerse, atraerse y desearse mutuamente.

No estoy dejando de lado el deseo, de ese punto hablaré más adelante en este capítulo, pero no nos confundamos: no todas las parejas son amigas. El hecho de ir agarrados de manos al supermercado no quiere decir que sean amigos; que una pareja practique *swinging* o haya hecho un trío no las hace cómplices. No es lo que hacemos, es lo que realmente sentimos con lo que estamos experimentando con esa persona.

La complicidad no nace, se fortalece. Y se fortalece porque no se tiene que aparentar o forzar, así que hay cosas que las parejas tienen que hacer y que tienen que comenzar por compartir, por hablar de sus deseos, pero con franqueza y eso les permitirá disfrutar del sexo.

La complicidad íntima se puede cultivar si se cultiva la amistad.

La complicidad íntima se puede cultivar si se cultiva la amistad que, como he venido diciendo, es importante. Además de la intimidad, también es relevante cultivar la empatía y el conocimiento de los deseos del otro. Cuando hablo de empatía me refiero a poder descubrir a nuestra pareja y que ella no tenga miedo de desnudarse –física, emocional y sexualmente– ante nosotros; que pueda, por medio de la comunicación y la confianza, descubrir ante nosotros todos sus deseos, sus fantasías, sus miedos.

Cuando se cultivan el deseo, el aprecio y la confianza, desarrollamos complicidad. Y esta la encontraremos en una mirada, caricia, un silencio o gesto por el que comprendamos qué siente nuestra persona amada. Son hilos conectores que van más allá del propio amor y el sexo, sostienen fuertemente la relación amorosa e intensifican el placer sexual en pareja. Con esos hilos conectores se teje la complicidad íntima.

Todos estos elementos son muy importantes para cultivar la complicidad dentro de la relación. No estoy hablando de que para tener complicidad con tu pareja necesitas unas esposas o necesitas aprender tal posición del *Kamasutra*. No, realmente lo que necesitas es construir vínculos que te permitan desnudarte, no de una manera literal, sino poder desnudarte frente a tu pareja. Cuando por algún motivo esa complicidad se ha fracturado, se ha perdido o ya no tiene la misma energía que antes, siempre es posible recuperarla.

PROTEGER EL DESEO SEXUAL

La palabra deseo implica acción, movimiento, son las ganas, así está definido, o la voluntad de hacer algo y si yo hablo del deseo sexual, son mis ganas, mi deseo, mi voluntad, de moverme hacia ese encuentro, o a esa conexión o complicidad sexual. Ese es el deseo sexual: quiero, deseo, tengo ganas de intimar con mi pareja.

El deseo sexual es como la cereza del pastel de la intimidad, o como el adorno de cristal más valioso del hogar, ese que más tenemos que cuidar y proteger y evitar que se rompa o que se pierda. Cuando el deseo sexual se pierde hay que revisar qué ha pasado en la relación, ¿por qué se ha perdido? Generalmente, se puede perder por conflictos propios de la relación, por procesos fisiológicos como estados alterados hormonales o por procesos muy puntuales, como durante el embarazo o en la menopausia.

Pero el deseo sexual no solo depende de nuestras hormonas, también depende de nuestras emociones, de nuestros sentimientos, de lo que usamos para conectarnos con nuestra pareja. Si dejamos el deseo sexual únicamente a la parte hormonal; es decir, cuando al cuerpo le apetezca, ninguna relación funcionaría. ¿Te imaginas? Si tus hormonas quieren ese día, entonces tendrás un encuentro sexual o buscarás intimar con tu pareja; sabemos que no funciona así.

También el deseo sexual se puede perder porque la intimidad está siendo aburrida; esto es, siempre las mismas prácticas, tienen limitados los encuentros a la cama y de noche, que son los espacios y el horario más comunes para tener intimidad; en la noche, cuando estás agotada del largo día de trabajo. Seguro cuando eran novios eran más creativos, tenían intimidad en el carro, o cuando iban a un hotel empezaban desde las escaleras. Ahora que ya están establecidos, como que no quieres moverte mucho, no quieres salir de las esquinas de la cama.

Por supuesto, eso hace que se pierda el deseo sexual, porque te podrá gustar mucho el sexo, la intimidad, te puede gustar mucho tu pareja, pero si cada vez que tienen intimidad es lo mismo y ya sabes lo que va a pasar, llegará un punto donde rechazarás los encuentros. O puede que algunas disfunciones sexuales como la eyaculación precoz, vaginismo o la falta de orgasmos generen esta ausencia del deseo sexual.

De todas estas causas por las que se pierde el deseo sexual, la más común (a pesar de lo que decimos sobre las hormonas o el dolor de cabeza), es que la pareja ha dejado de interesarnos sexualmente. Ya eso no es pérdida del deseo sexual, es simplemente que no nos atrae sexualmente. Tú puedes renovar y trabajar en aumentar tu deseo sexual cuando la causa se pueda mejorar, pero imagínate que pierdas el interés sexual en tu pareja, ¿cómo recuperas eso? No hay pastillas, no hay pócimas, no puedes obligar a tu cuerpo a que te atraiga sexualmente esa persona.

No obstante, si tu relación es de toda la vida y de repente se te va el deseo, es posible que digas: "Es que tenemos muchos conflictos", "es que siempre hacemos lo mismo", "vamos a intentar incluir algunas prácticas, a jugar a la creatividad erótica", "vamos a ver cómo reavivamos esa pasión, ese deseo, cómo lo despertamos, vamos a trabajarlo". Pero, te repito, si no te interesa ya sexualmente esa persona, pues no hay pérdida del deseo, simplemente ya no te interesa y no puedes obligar a tu cuerpo a que intime con ese otro ser.

Si de verdad amas a tu pareja, la intimidad en tu relación es importante para ti, y notas que estás perdiendo el deseo, seguro buscarás ayuda con un especialista, pero si no te interesa, simplemente dirás: "Sí, es que tengo un proceso hormonal", pero la verdad es que no irás al doctor ni sentirás que tienes por qué arreglarlo. Si no tienes el interés te engañas a ti misma y engañas a tu pareja, y es muy triste hacer sentir a tu pareja que no es deseada, eso es un golpe muy duro que deja varias consecuencias.

Tu pareja puede verse afectada en su autoestima, porque empieza a cuestionarse, ¿qué pasa que ya no le atraigo?, ¿es mi cuerpo? No solo golpeas su autoestima, sino también le puedes generar ansiedad, preocupación, ¿será que ya no le gusto?, ¿está compartiendo con otro? Aparte de eso, así como decimos que no se mendiga el amor, tampoco se mendiga ser deseado.

Esto último ocurre con mucha frecuencia, no es un caso aislado que las parejas tengan que demandar el sexo, que tengan que decir: "Ya han pasado semanas, ya ha pasado un mes y no hemos tenido sexo". Que se molesten y lo más triste todavía, es que tú tengas que decir como pareja, porque esto le ha pasado a hombre y a mujeres: "Sí, ha pasado un mes y ya mi pareja se va a molestar; como que mejor lo hacemos".

El sexo no se tiene para mantener la pareja, o para cumplir con ella, se tiene para disfrutar, para conectarnos en placer con nuestra pareja. Una de las mejores formas de restaurar la intimidad en tu relación es a través de cultivar la complicidad íntima, pero también cultivar la creatividad erótica, que es la capacidad de crear momentos y juegos, de divertirte, de experimentar diferentes estilos y maneras de sentir, de vivir y experimentar el placer y la intimidad en tu vida. A través de la creatividad erótica se pueden recrear, imaginar, inventar y exteriorizar tus deseos sexuales o fantasías.

El sexo no se tiene para mantener la pareja, o para cumplir con ella, se tiene para disfrutar.

LA CREATIVIDAD ERÓTICA

La creatividad erótica es la capacidad que tiene una persona de recrear, imaginar y llevar a cabo sus fantasías. Sin embargo, la cotidianidad, el estrés el trabajo, pero en el día a día, el trabajo y el estrés, sepultan esa imaginación y esa creatividad y se hace necesario reactivarlas. Sabemos que el cerebro es el órgano sexual más importante, así que tenemos que centrarnos en él y alimentarlo. Hay varias alternativas para reactivar nuestra creatividad erótica y aquí te presento cuatro de ellas.

La lectura erótica: La lectura que es el mayor afrodisíaco. A través de relatos eróticos, que activan nuestra mente, la ponen a imaginar y nos dan herramientas o ideas que nosotros decidimos si adoptar o no. Por ejemplo, gracias a *Las 50 sombras de Grey*, una trilogía muy popular, muchas personas decidieron recrear la práctica de vendar los ojos y atar a la pareja.

Este es solo un ejemplo de qué tan poderosa es la lectura, tanto que alguna vez leyendo alguna escena erótica, es posible que te hayas excitado. Fíjate entonces cómo la lectura te ayuda a activar tu deseo sexual, a poner tu mente en modo sexo, porque tiene esa función, descubrir y despertar en ti esas sensaciones de manera que puedas extraerlas y llevarlas a tu intimidad para jugar.

La lencería sensual: Es una herramienta ancestral y la mejor aliada para la mujer. Es tan común que cuando sabes que tendrás un encuentro casual o es tu aniversario, ¿qué es lo primero que haces?, buscar una lencería sexy. O cuando vas a la intimidad escoges la mejor ropa interior, la más sexy, la más llamativa, porque los colores, la transparencia, el encaje y la seda, te dan un alto poder seductor y te permite generar excitación en tu pareja.

Los juegos sexuales: La actividad que pone a mil el ingenio (y lo que no es el ingenio) son los juegos de pareja. Jugar no es solo para niños, también lo es para adultos; y si lo que queremos es divertirnos, la alegría y el juego son una dupla perfecta, ya que tienen por objetivo despertar la imaginación, conocer más en profundo el propio cuerpo y el de nuestra pareja, así como sus deseos.

A muchas personas le resultan muy atractivas las actividades lúdicas en la intimidad. Pueden encender una chispa, traer diversión, risas y alegrías a tu vida sexual dependiendo del tipo de juego. Hay muchos juegos para integrar en la intimidad, desde los más simples hasta los más elaborados, como los juegos de roles que ameritan un disfraz.

Los juguetes sexuales: Por último, tenemos los juguetes sexuales. Incluirlos en tu relación te dará una gran variedad de herramientas con las cuales experimentar nuevas sensaciones en tu cuerpo. El área de juguetes sexuales consta de una amplia gama donde están los juguetes en sí (dildo, vibrador, estimulador anal, *plug* anal), los accesorios (esposas, plumas, vendas) y la cosmética erótica (aceites con sabores, velas para masajes, polvos y cremas comestibles).

Los juguetes tienen que ingresar a la alcoba de mutuo acuerdo. Es decir, no puedes llegar y decir: "Tengo este vibrador y vamos a jugar" o "traje unas esposas, ven que te voy a atar". Aquí siempre recomiendo a las parejas el ejercicio de visitar juntos una *sex shop* para que puedan conectar, preguntar y revisar, ¿para qué es esto?, ¿me sirve o no? Porque así como los libros de sexo y de cocina, terminan olvidados en una gaveta, es muy frecuente escuchar: "Tengo un montón de juguetes y no los uso".

Tal como sucede cuando te regalan algo que no te gusta o no sabes utilizar y terminas guardándolo, te pasará si tu pareja llega con unos aceites y resulta que no eres una persona kinestésica, no te gustan los masajes, entonces se van a quedar allí, en la gaveta del olvido. No se trata de comprarle un juguete, sino de ir y escoger juntos entre las múltiples opciones que sean del gusto de ambos.

Aquí no puede haber sorpresas. En la intimidad se requiere complicidad, se necesita ser amigos, comunicación para saber qué estimulador puede funcionar para la pareja. Para regalarle un vibrador, por ejemplo, debes saber si tu pareja reacciona mejor a la estimulación a través del clítoris o vaginal, cómo tiene sus orgasmos. Hay que evaluar muy bien a la hora de ser creativos con los juguetes, tomar en cuenta que necesitamos mucho a nuestra pareja para eso.

En la intimidad se requiere complicidad, se necesita ser amigos.

Para cerrar este punto me gustaría aclarar que si te acostumbras a utilizar un vibrador para alcanzar el orgasmo, eso no significa que seas adicta o que tienes una fijación, sino que esta herramienta te facilita llegar a tu objetivo.

PRÁCTICAS PARA ESCOGER

Cada pareja va a expresar y va a vivir su sexualidad de la manera en que ellos así lo decidan, del modo en que su personalidad le permita expresarlo en la intimidad o de la forma en que lo acuerden. Puede ser que expresen, por ejemplo, que desean vivir una sexualidad abierta y podrían adoptar el estilo *swinger*[1]. Pueden ser parejas que decidan, por ejemplo, vivir la sexualidad un poco más holística y se centren en expresar su vida sexual más conectada al tantra[2]. Quizás la pareja quiera vivir una sexualidad un poco más extrema y decidan incluir prácticas de BDSM (*bondage*, dominación, sumisión y masoquismo) dentro de su relación.

---

1 Se denominan *swingers* a aquellas personas que tienen una relación de pareja estable que mantienen relaciones sexuales consentidas por parte de ambos miembros de la pareja con otras parejas.

2 El sexo tántrico tiene como fin disfrutar del placer en toda su esencia, prestando atención no solo a los genitales, sino a todo el cuerpo en su conjunto. El sexo tántrico forma parte de una filosofía de vida llamada tantra que surgió en Oriente hace más de 4.000 años.

Hay muchos estilos para expresar la sexualidad, pero además de eso, cada pareja dentro de la sexualidad básica también decide cuáles prácticas asumir y cuáles no. Hay relaciones donde simplemente asumen la sexualidad básica como juegos, penetración, sexo vaginal, sexo oral, anal. Incluso, dentro de esta sexualidad básica la pareja decide si van a adoptar el sexo oral o el sexo anal. O decidan que el sexo anal no es una práctica que deseen en su intimidad. El punto es que todo se tiene que conversar y acordar en pareja.

Lo que sí creo es que las parejas que se están renovando deben primero fortalecer su intimidad básica. Es un error decir: "Quiero darle un giro a mi intimidad, voy a hacer un cambio, voy a hacer un trío". Si tu intimidad no está lo suficientemente bien con una persona, imagínate lo desastroso que sería incluir a un tercero. Para hacer este tipo de prácticas y antes de salir a experimentar cualquier cosa, debes tener muy buena relación con tu pareja. Caso contrario, lo que suele pasar es que se deteriora más la relación.

A la hora de elegir una práctica debemos hacerlo desde donde nos sintamos cómodos y sea reflejo de nuestra personalidad.

Capítulo V

APRENDER A RESOLVER CONFLICTOS

LA MALA COMUNICACIÓN PUEDE
HACER DE LA BELLEZA, TRAGEDIA.
LA BUENA COMUNICACIÓN PUEDE HACER
DE LA TRAGEDIA, BELLEZA.

Leandro Taub

La comunicación juega un papel fundamental en la generación de conflictos y en su resolución. Las estadísticas nos muestran que un gran número de crisis se origina en los problemas de comunicación o en la falta de ella y que las deficiencias comunicativas son la causa más frecuente de conflictos de pareja y familiares.

Partamos entonces de una definición básica de comunicación que nos dice que es el intercambio de ideas, pensamientos, sentimientos, emociones, entre dos o más personas. Tenemos tres estilos de comunicación: pasivo, agresivo y asertivo. A este último es al que apuntamos los terapeutas de pareja cuando queremos ayudarlas a mejorar su comunicación, ya que cuando nos comunicamos con asertividad podemos expresar nuestras emociones y sentimientos respetando las opiniones, pensamientos y sentimientos de nuestro interlocutor y evitando caer en descalificaciones, reproches y enfrentamientos.

La comunicación pasiva, por su parte, se refiere a aquella donde nos cuesta expresar lo que queremos, donde se nos hace difícil tomar decisiones, donde callamos nuestra opinión, callamos nuestros disgustos, nuestras ideas, nuestros sueños, porque consideramos que no son valiosos. Nos guardamos las incomodidades para evitar conflictos con nuestra pareja y, de alguna u otra forma, lo que hacemos es tomar una actitud pasiva, de sumisión, sin comunicar lo que realmente sentimos porque percibimos como irrelevantes nuestras emociones, ideas y pensamientos de manera tal que nosotros mismos no las validamos ni las respetamos.

Por otro lado, el estilo agresivo es aquel donde uno o ambos integrantes de la pareja tienden a comunicarse desde la imposición, desde el mandato, desde la exigencia. La agresividad no necesariamente implica que hay gritos en la comunicación; más bien se refiere a cuando se demanda algo a la pareja mediante el atropello y sin tomar en cuenta sus intereses o deseos. Por ejemplo, puedes decir en un tono de voz normal: "¡Dije que salíamos a las cuatro y vamos saliendo ya!". Tal vez no gritas, pero hay una imposición.

La agresividad no necesariamente implica que hay gritos en la comunicación; más bien se refiere a cuando se demanda algo a la pareja mediante el atropello.

Es decir, no estás tomando en cuenta si todos estaban de acuerdo en salir a esa hora; quizás no estás considerando los asuntos que los demás tenían por hacer. "Nos vamos de vacaciones", o "vamos a pasar esta

Navidad con los abuelos", son otros ejemplos de una forma de comunicación exigente, impositiva, que no respeta al otro.

La comunicación asertiva, en cambio, es aquella donde podemos interactuar desde el respeto de las opiniones de cada uno, sin necesidad de que se interpongan nuestras necesidades o de que siempre tengamos que ceder a las necesidades del otro, sino que en conjunto abordamos, acordamos, nos comunicamos y expresamos las necesidades que tenemos ambos desde el respeto, desde la igualdad, desde la equidad, desde la empatía, desde la escucha, desde los intereses del otro.

La comunicación asertiva es un pilar fundamental en las relaciones de pareja. Tanto, que es causa muy frecuente de separaciones. Cuando la comunicación es tan agresiva, por un lado, y pasiva por el otro, cuando tienes que guardarte cosas, la relación desemboca en una separación donde por lo general las partes expresan que no se entendían o eran incompatibles.

Esa incompatibilidad aparece porque no manejaron una buena comunicación, porque no lograron entenderse a través del diálogo y de la empatía, porque no aprendieron a resolver los conflictos. Las diferencias que tuvieron fueron tan grandes que no supieron comunicarlas ni resolverlas y, por supuesto, esto puede llevar a la separación.

Me gusta mucho la frase de Leandro Taub que usé en el epígrafe: "La mala comunicación puede hacer de la belleza, tragedia. La buena comunicación puede hacer de la tragedia, belleza", porque considero que la comunicación, además de ser la herramienta con la que interactuamos, nos conocemos y nos entendemos, es ese puente que nos permite afrontar, resolver conflictos, resolver diferencias. Una comunicación positiva beneficia y nutre a la relación.

Para renovar tu relación, un paso importante es evaluar cómo te estás comunicando con tu pareja. Por ejemplo, te comunicas de forma sumisa, te guardas lo que sientes por miedo al rechazo o porque no quieres entrar en conflicto; estás allí donde no expresas tus opiniones, donde no defiendes tus derechos, donde te cuesta decir no, donde sientes frustración. O tal vez estás en una posición agresiva donde tienes miedo a ser débil y todo tienes que exigirlo, donde tienes miedo a ser menos que tu pareja, donde muchas veces hay un tono de voz elevado en tus opiniones, donde impones tus derechos, donde no admites un no por respuesta. En ambos casos, el origen puede ser baja autoestima y el resultado, la soledad.

¿Cómo construir una comunicación asertiva? Afrontando los miedos que tenemos cada uno: los que se comunican de forma pasiva tienen miedo al rechazo, y los que lo hacen de forma agresiva tienen miedo a ser débiles. Para afrontar esos miedos, es necesario entender que tu pareja no es ni tu contrincante ni tu enemigo; al contrario, es la persona que elegiste para compartir, para construir.

Debes dejar a un lado los miedos, aprender a expresar tus opiniones, siempre respetando la opinión del otro. Es preciso que entiendas que ocultar o negar nuestros derechos no es evitar un conflicto. Es, incluso, quizás acentuar una tiranía dentro de tu relación. La otra persona también debe entender que puede defender y expresar sus derechos. Lo relevante es hacerlo desde el terreno del respeto, donde cada uno pueda construir una autoestima lo suficientemente alta o plena que le permita involucrarse con el otro sin verlo como un enemigo.

Lo fundamental es que si como pareja deciden que tienen un conflicto o problemas de comunicación, cada uno tiene que trabajar y ambos deben abandonar el modo que no les ha servido hasta ahora para llegar a un terreno de comunicación asertiva donde van a entenderse de mejor manera, respetando los puntos de cada uno.

Cuando tienes una comunicación asertiva puedes llegar a acuerdos, sabes escuchar a tu pareja para comprenderla y no para cuestionarla o juzgarla, eres empático al momento de entender y ponerte en el lugar de tu pareja cuando te da alguna opinión, sugerencia o te trae alguna petición a la mesa. Entonces la comunicación asertiva está llena de escucha activa, de empatía, de respeto a la opinión del otro.

Cuando tienes una comunicación asertiva puedes llegar a acuerdos, sabes escuchar a tu pareja para comprenderla.

Cuando una pareja se comunica de forma asertiva, existe un espacio donde ambos puedan proponer soluciones, donde se permiten mostrar sus habilidades para resolver conflictos y presentar soluciones. Muchas veces cuando tenemos una actitud pasiva lo que sucede es que no resolvemos los conflictos, no expresamos lo que sentimos y vamos dejando que la ira y el resentimiento se acumulen. También nos vamos llenando de conflictos no resueltos que en algún momento van a explotar.

Cuando adoptamos la comunicación agresiva, nos dedicamos a atropellar a nuestra pareja, lo que se volverá insostenible en el tiempo porque llega a un punto en que nuestra pareja ya no está dispuesta a estas imposiciones, alza su voz hasta entrar en una lucha de poderes, en una incomprensión en la que difícilmente van a poder entenderse.

Otro aspecto de importancia capital es el lenguaje no verbal. Los gestos, posturas, tono de voz dan mucha información que debe tomarse en cuenta. Ese lenguaje también expresa dentro de las relaciones alguna emoción o sentimiento. No hablarle a la pareja cuando están molestos, fruncir el ceño, contestar con monosílabos o con los hombros, poner mala cara. Esos gestos negativos también son parte de lo que expresa la pareja y son, por supuesto, barreras en la comunicación. Si tu pareja te dice: "Mi amor, necesito hablar contigo", y tú cruzas los brazos, te echas hacia atrás y le preguntas: "¿Otra vez?", tal vez no estás gritando ni diciendo una mala palabra, pero con tu cuerpo estás diciendo: "Estoy cansada de escucharte", "no quiero hablar en este momento". Esto indica, sin dudas, que la pareja puede estar pasando por un mal momento en su comunicación o que tal vez nunca ha sido buena.

También recomiendo identificar errores en la comunicación. Por ejemplo, siempre digo que las parejas hablamos mucho, pero comunicamos poco. Es decir, pensamos que con hablar sin parar estamos expresando y comunicando, pero cuando no somos concretos esas palabras son carentes de significado dentro de la relación. Cuando comunicamos tenemos que ser muy concretos con nuestras ideas y muy concisos con lo que queremos decir o expresar.

Otra de las barreras de la comunicación aparece cuando esperamos que nuestra pareja nos lea la mente. Esto es, que adivine lo que nos pasa y a veces tomamos una actitud que suelen llamar pasiva-agresiva, que se refiere a no expresar lo que nos molesta, esperar que nuestra pareja lo adivine y, además expresarlo de una forma sarcástica. Por ejemplo, estás molesta, tu pareja te pregunta: "¿Te pasa algo?", y respondes: "No lo sé, tú sabrás, dime tú".

Otro error común es no considerar el punto de vista de nuestra pareja y aunque en apariencia estamos escuchando, lo cierto es que nos cerramos a tratar de comprender el punto o lo que nos está expresando nuestra pareja. También emplear modos absolutistas o extremistas: "Es todo o nada", "hablamos ahora o nunca", "nunca voy a cambiar de opinión".

¿Una de las fallas más comunes? Querer tener la razón en la comunicación. Para resolver conflictos eficientemente es necesario tener presente que no vamos a una batalla que alguien debe ganar, sino a un diálogo para tratar de comprendernos. Cuando entramos en una batalla por tener la razón, obviamente se dificulta la comunicación.

Aunque parezca que hablar es algo natural, porque lo aprendemos sin dificultad y que no necesitamos mucho para comunicarnos con nuestra pareja, lo cierto es que debemos optimizar al máximo nuestras habilidades de comunicación. Escuchar, por ejemplo, también parece ser fácil, pero no lo es tanto.

Recomiendo volver a lo básico, a poner en práctica las normas del buen oyente y del buen hablante. Que haya *feedback*. Que utilicemos el canal correcto. Esto significa que siempre será mejor sentarnos frente a nuestra pareja, poder mirarnos mutuamente y observar nuestro lenguaje corporal. No debemos acostumbrarnos a usar canales inadecuados. Si quieres resolver conflictos porque tu pareja no te escucha, no luce muy eficiente que le mandes cinco larguísimos mensajes por WhatsApp o le hagas llamadas inoportunas.

Es primordial saber elegir el momento ideal para conversar un solo tema y utilizar muy bien el canal para poder entendernos. Como ya mencioné, el mejor es conversar cara a cara con nuestra pareja. No significa que no podamos comunicarnos por WhatsApp, pero no se resuelven los conflictos con notas de voz, llamadas telefónicas o correos electrónicos.

Lo que va a facilitar la comunicación, no es solo saber expresar con asertividad lo que quieres, sino también escuchar de forma activa y empática lo que tu pareja te dice. Eso, por supuesto, requiere adoptar una postura abierta a comprender, mirar a tu pareja, mostrar interés. No es decir "te escucho" mientras revisas el celular o tu lenguaje corporal demuestra aburrimiento o desinterés.

Tampoco debes interrumpir cuando tu pareja te hable o te demande algo, porque solemos escuchar en automático para defendernos o para cuestionar o hacer juicios inmediatamente. Por ejemplo, le reclamas a tu pareja que no están teniendo suficiente tiempo juntos, y tu pareja te interrumpe: "¿Pero cómo vas a decir eso si la semana pasada salimos?", y comienza a defenderse. Por lo general, así reaccionamos todos, no esperamos a que el otro termine de exponer lo que está sintiendo, sino que inmediatamente nos sentimos atacados y comenzamos a defendernos.

Por ejemplo, le cuentas a tu pareja que tienes un nuevo proyecto, digamos que escribir un libro, y su respuesta es: "¿Pero estás segura de que eso es lo que quieres hacer en este momento?", o "¿de qué te va a servir eso?" Muchas veces nuestra pareja nos escucha para cuestionarnos, para hacer juicio, para defenderse o para criticar y dentro de la comunicación entran la crítica y el sarcasmo, que son dos enemigos mortales de la relación, ya que nos muestran que no hay aprecio, admiración, ni valoración positiva de los sueños, planes o proyectos que compartimos con nuestra pareja.

TÉCNICAS PARA RESOLVER CONFLICTOS

Cuando se trata de parejas, entendemos el conflicto como la situación donde dos personas empiezan a tener intereses u opiniones diferentes que originan una confrontación. Esos conflictos se generan en las vivencias cotidianas de las parejas. A veces hasta el tono de voz o un gesto pueden causar un conflicto.

A veces hasta el tono de voz o un gesto pueden causar un conflicto.

Considero que los conflictos son necesarios en la relación, pues al ser la base de un malentendido, causan insatisfacción y frustraciones, que si no se resuelven debilitan la relación de pareja y que, si además se acumulan, con el tiempo pueden llegar a afectar la salud física y emocional de uno o ambos integrantes. En este sentido, es imprescindible desarrollar la habilidad de manejar y resolver conflictos. ¿Y cómo lo hacemos? Apoyándonos en el lenguaje, tanto verbal como no verbal, y siguiendo el paso a paso que menciono a continuación.

1. Entender que tienes un conflicto (de comunicación, de dinero, sexual, familiar) y definirlo. ¿Qué es lo que se está presentando realmente en tu relación de pareja?

2. Describir objetivamente la perspectiva que tienes sobre ese conflicto, y por supuesto, se deben separar las posiciones de los intereses en el momento de resolverlo.

3. Identificar un objetivo positivo para ambas partes, porque al momento de resolver un conflicto lo que se busca es una situación de ganar-ganar. Es decir, hay dos ganadores porque no es cuestión de quién tiene la razón y quién no, o quién va a ceder y quién no.

4. Generar un plan de acción desde la toma de decisión, ¿cuándo van a resolver ese conflicto?

Hay diferentes formas de resolver un conflicto. Lo más común y saludable es tener un proceso de negociación y mediación con nuestra pareja porque hay otras formas de resolverlos que son negativas, como la huida. Es decir, evitar y huir del problema, no afrontarlo, ponerlo bajo la alfombra, hacer chistes e intentar resolver este proceso a través de otros medios.

Los conflictos nos hacen crecer dentro de la relación porque nos obligan a desarrollar habilidades que de otra forma no adquirimos. Porque si no tenemos diferencias con otro, ¿cómo desarrollamos habilidades para arreglar esas diferencias?, ¿cómo aprender a ser empático o la habilidad de encontrar soluciones a los problemas si no sabemos lo que es confrontar a otro?

En la relación de pareja los conflictos suelen ser habituales, entonces, ¿cómo saber si lo que tienes es un conflicto o un problema?, ¿cómo definirlo? Todo aquello que te genere insatisfacción o incomodidad dentro de la relación es un conflicto. La falta de objetivos comunes, problemas de comunicación, celos, la desatención o el extremo apego al otro, problemas sexuales o diferencias en la vida sexual, infidelidad, el dinero, la falta de aprecio.

Todas esas situaciones generan conflicto dentro de la relación de pareja y son muchos los aspectos que pueden detonarlos. La forma en que cada uno percibe la crianza de los hijos puede detonar un conflicto en la relación de pareja. Todo aquello que los lleve a una confrontación o a un desacuerdo va a generar un conflicto y ese conflicto debe resolverse.

¿Cómo lo vas a resolver? Considero que hay varias maneras de abordar un conflicto:

Puedes cambiar la situación: Esto implica tener una posición activa, que puede ser huir de la situación (te vas, la escondes, actúas como si la situación no existe) o puedes afrontarla (hablar, buscar una solución). Puedes encarar la situación sola o puedes buscar ayuda. Hay situaciones en las que es probable que nunca te pongas de acuerdo con tu pareja. Incluso, van a un especialista y tampoco llegarán a un acuerdo, pero el especialista les hará entender que tienen que aceptar esa situación.

Si el conflicto no tiene solución, pero hablan sobre eso, se generará un compromiso para buscar el beneficio mutuo. Por el contrario, si lo desatienden, si apenas hacen el mínimo esfuerzo por resolver ese conflicto, tal actitud denota un bajo compromiso en la relación lo que, por supuesto, es perjudicial.

Puedes mantenerte en un estado pasivo: Que es el que la mayoría de las parejas asumen. Evitan buscar solución al conflicto y pretenden que el estado en el que están mejorará en algún momento. Es decir, no hacen absolutamente nada por cambiar la situación y buscan soluciones, pero cuando ya tienen un cúmulo de conflictos no resueltos.

Es importante que las situaciones o conflictos se vayan resolviendo a medida que van surgiendo. No podemos abordar una conversación con nuestra pareja como si fuese una asamblea donde vamos a tratar los puntos en agenda pues se nos va a dificultar. Si surge una situación lo recomendable es conversarla de inmediato, aclararla y cerrarla. De esta forma no deberían salir más adelante, se supone que ya se llegó a un acuerdo sobre esa situación y que el acuerdo se está cumpliendo.

Si respetamos el derecho del otro minimizamos la generación de conflictos en la relación de pareja, así como sucede en la sociedad en general. Por ejemplo, cuando surge un conflicto o vulneran nuestros derechos, ¿qué hacemos? Tenemos dos opciones: o vamos a una demanda o aceptamos un acuerdo. Si se genera un conflicto en la empresa lo que hacemos es mediar, conversar porque huir o hacer chisme del conflicto no es la mejor opción, tampoco dejarlo pasar.

En las relaciones de pareja es muy similar, hay que negociar o mediar y tratar de no entrar en conflictos por situaciones triviales como el uso de la pasta dental o porque no se compró leche. Hay que saber escoger nuestras batallas en las relaciones de pareja, hay que actuar con sabiduría, con asertividad, con respeto para saber distinguir entre un conflicto real y una circunstancia trivial que tenemos que dejar pasar para no caer en discusiones por cosas irrelevantes, como olvidar comprar leche.

Ahora bien, no es irrelevante si tu pareja te dice: "Se te olvidó comprar la leche, qué inútil eres". La frase "qué inútil eres" no es irrelevante porque te está atacando y te está faltando el respeto. Es importante tener esto muy claro: no hay palabra inocente y las que nos descalifican no son irrelevantes. Discutir porque olvidaste comprar leche es irrelevante, que te llamen "inútil" por eso, no lo es.

No hay palabra inocente y las que nos descalifican no son irrelevantes.

EL PODER DE LAS PALABRAS

Como te dije, las palabras tienen poder. Saber elegir y expresar las palabras correctas para comunicarte con tu pareja es de suma importancia. También es importante lo que dices sobre tu pareja y tu relación. Debes prestar atención si la forma en que te expresas está cargada de palabras positivas o negativas; si emites críticas, juicios, aspectos negativos o transmites gratitud, aprecio o admiración.

Las palabras no solo moldean nuestra mente, sino también nuestros pensamientos y acciones.

Las palabras no solo moldean nuestra mente, sino también nuestros pensamientos y acciones. Las palabras que elegimos pueden crear o destruir nuestra relación de pareja. Si constantemente estamos criticando a nuestra pareja y nuestra relación, nuestro verbo nos conduce a tener acciones y conductas destructivas que irán deteriorando nuestra relación sin que nos demos cuenta. Cuando, en cambio, nos expresamos de manera positiva sobre nuestra pareja y sobre nuestra relación, nuestra mente percibirá que nuestras acciones van dirigidas a hacer lo mejor para esa relación de pareja.

Es muy común, y yo lo he visto en terapia, que en las primeras sesiones las parejas lleguen muy cargadas a expresar y a comunicar lo mal que está su relación, lo mala que es su pareja. Siempre hay un aspecto y una expresión negativa y muy pocas expresiones positivas. Esto se tiene que modificar, porque nosotros solemos hablar de manera negativa de la persona y deberíamos hablar más de sus conductas y no calificar a nuestra pareja.

Por ejemplo, si siempre llegan tarde a las fiestas porque tu pareja tarda en arreglarse, en lugar de decirle "eres impuntual" podrías hablar sobre lo mucho que te incomoda su impuntualidad. Hablas sobre la conducta y no sobre tu pareja. Pero por lo general, lo que hacemos es atacar y agredir a nuestra pareja con palabras y expresiones negativas.

Cuando nos expresamos de manera negativa, tanto de nuestro compañero como de la relación, esto, por supuesto, genera una atmósfera tóxica y negativa sobre el hogar, sobre la relación de pareja. Si no prestamos atención, las palabras que expresamos van consumiendo y destruyendo poco a poco la relación. Olvidamos incluir en nuestra relación valores tan importantes como el aprecio, el halago, la gratitud, que son expresiones positivas que deberían estar siempre presentes en nuestra relación al tiempo que disminuimos las críticas y el sarcasmo y corregimos las conductas despectivas o irónicas.

¿CÓMO TRANSFORMAMOS ESTE LENGUAJE?

Para transformar el lenguaje negativo en positivo, te invito a que detectes los aspectos negativos que siempre dices de tu relación, por lo menos cinco, y los transformes en afirmaciones positivas. Por ejemplo, "esta relación es una mierda" –eso lo dicen muchas personas– puedes pasarla a una expresión mucho más positiva como, por ejemplo, "esta relación en este momento está siendo difícil, pero es valiosa". Se trata de ir transformando cada uno de esos pensamientos negativos que te van consumiendo y hacer una afirmación positiva de todo eso.

Tendemos a magnificar lo negativo. Si te pido que hagas una lista de cinco cosas negativas, seguramente me dirás que te falta espacio, pero si te pido que menciones cincuenta aspectos positivos de tu relación de pareja, la mayoría de la gente se lo piensa, "¿cincuenta cosas positivas?". Eso nos muestra que efectivamente estamos más en un pensamiento negativo que en uno positivo, y ese pensamiento se manifiesta a través de palabras, en su mayoría negativas sobre nuestra relación de pareja y que, de alguna u otra forma, sentencian una realidad.

En este punto recomiendo hacer afirmaciones que pueden ayudarnos a enseñar a nuestra mente a tener siempre palabras positivas hacia nuestra relación de pareja. Algunos ejemplos de estas afirmaciones son:

1. Mi pareja me ama y me acepta tal cual es.
2. Yo amo a mi pareja y lo/a acepto tal cual es.
3. Me encuentro en una relación armoniosa y de respeto mutuo.

4. Siento mucho amor por la relación que construimos día a día, por nuestro lenguaje propio, por nuestra intimidad.

5. Te veo claramente con los ojos del amor y me encanta lo que veo.

6. Mi relación amorosa está hecha en el universo y se manifiesta ahora en la Tierra.

7. Nuestra relación amorosa es armoniosa.

8. Nuestra relación es cada vez mejor y mejor en todos los aspectos.

9. Respetamos nuestras creencias y compartimos gustos e intereses.

10. Nos apoyamos y motivamos mutuamente.

En mi caso personal, practico la meditación aunque en estos momentos siento que la autohipnosis es más efectiva porque es la que te permite modificar conductas. Entonces, mediante una serie de autohipnosis o sugestiones de expresiones positivas sobre nuestra relación que le demos a nuestro subconsciente podemos cambiar algunas conductas.

Si vives quejándote de tu relación y hablando mal de tu pareja, lo que hablas, lo que piensas, te llevará a actuar de manera negativa en tu relación, como en un círculo vicioso. Si, por el contrario, cambias tus pensamientos y lo que expresas de tu pareja eso también se verá reflejado en la comunicación, en la expresión y en tu conducta en tu relación de pareja.

Si vives quejándote de tu relación y hablando mal de tu pareja, lo que hablas, lo que piensas.

Capítulo VI

ABRAZAR LO DIVINO

LA DIVINIDAD ES, POR TANTO,
ABSOLUTAMENTE SIMPLE Y VERAZ
EN PALABRAS Y EN OBRAS
Y NI CAMBIA POR SÍ NI ENGANA A LOS DEMÁS.

PLATÓN

Cuando hablo de abrazar lo divino, me refiero a sostenerme, a tener cerca de mí y ser contenida por una esencia superior que va más allá de mi naturaleza humana. A esa esencia yo la llamo Dios y creo que abrazarla se trata de aproximar nuestra relación a Él, crear una conexión de manera que podamos sentirlo cerca.

Esto es importante porque si lo único que tenemos en nuestra relación es el amor, muchas veces a esta unión le puede hacer falta brillo, le puede hacer falta irradiar hacia el exterior luz y amor. Esta luz se logra a través de una conexión genuina con Dios para obtener de Él una bendición o la gracia divina. Con ello, nuestra relación será más plácida, más llena de vida. La conexión con Dios le dará su propia vida y espíritu a la relación y por supuesto, dentro de ella se manifestará ese favor o bendición.

Invitar a Dios a la relación no significa que esa relación no atraviese vicisitudes o afronte tormentas y obstáculos, pero sí es cierto, y lo sabemos, que a través de la oración y de una vida espiritual conectada con Dios, la pareja tendrá un vínculo de amor fuerte. Además de estar conectados por la fe y la esperanza, juntos tendrán la fortaleza para enfrentar con sabiduría las dificultades a las que puede ser sometida la relación. Es necesario trabajar con un corazón bondadoso y a través de la oración para restaurar o pasar por estas pruebas con una actitud cristiana de fe y esperanza, con la certeza de que Dios puede apoyarnos en esos momentos difíciles.

Además de estar conectados por la fe y la esperanza, juntos tendrán la fortaleza para enfrentar con sabiduría las dificultades.

En algún momento de cualquier relación se presentarán conflictos; pueden estar relacionados con el dinero, con la salud, infidelidades, pérdida de hijos o conflictos propios de la relación. Por ejemplo, una pareja que enfrente una enfermedad como el cáncer, puede que sienta que el amor es suficiente, pero también es necesario conectarse con algo que les haga decir, "todo va a salir bien". Allí está la fe y a través de ella se puede fortalecer y acrecentar la unión durante estas pruebas.

Cuando falta una conexión espiritual con lo divino, este lazo será más débil y la pareja actuará de forma más humana; es decir, se sentirán limitados y muchas veces se abandonarán a situaciones que quizás, a través de la oración o de la conexión con Dios, hubieran podido transitar de manera victoriosa.

Nuestra primera conexión con Dios obviamente es la oración, ese diálogo interno y directo que tenemos con Él. También nos podemos conectar con Dios a través de la Biblia. De hecho, tengo una oración que voy a recomendar a las parejas, para que puedan leerla cinco minutos antes de dormir o al despertar.

"Señor Jesús, te pedimos que nos concedas a mí y a mi esposo(a) que podamos tener un amor verdadero y comprensivo el uno por el otro.

Concédenos, amado Señor, que ambos podamos estar llenos de fe y confianza para enfrentar los retos de la vida en nuestro matrimonio.

Danos la gracia de vivir juntos en paz y armonía y que seamos ejemplo de tu amor.

Que siempre podamos soportar las debilidades del otro y crecer de las fuerzas del otro.

Ayúdanos a perdonarnos y superar los fracasos y concédenos paciencia, amabilidad, alegría y el espíritu de colocar el bienestar del uno por el otro.

Que el amor que nos unió crezca y madure con cada año que pasa.

Llévanos cada vez más cerca de ti a través de nuestro amor el uno por el otro.

Que nuestro amor crezca en la santidad, como tú eres Santo. Amén".

No se necesita hacer grandes letanías, sino tomar la mano de tu pareja y desde tu corazón elevar esta oración a Dios para que actúe en tu relación, tanto para darte fortaleza en las dificultades como para agradecer cuando sientes que estás disfrutando de bendiciones de Dios en tu relación. Digamos que la oración y la lectura de la Palabra son las dos herramientas para comunicarnos con Dios. Haciendo una analogía pudiera decir que la oración es como una llamada directa a Dios y leer la Palabra es como comunicarte a través de un correo electrónico; es decir, que tengas preguntas y Él te responda a través de palabras.

Ahora bien, ¿por qué Dios es importante en nuestra relación de pareja? Más allá de que nos permitirá tener fe y esperanza, Dios protege a las parejas y las mira con agrado. El matrimonio es una institución creada por Dios y tiene el propósito de reflejar el amor que sentimos hacia Él, además de permitirnos estar frente a una persona y ambos unir las capacidades para potenciarlas y, de esa manera, honrar a Dios, crear una familia y ser testimonio de ese amor de Dios. Si este es el propósito de las relaciones de pareja, imagínate si estamos en una relación desastrosa, ¿cómo podemos decir que tenemos una buena conexión con Dios? Ese es el propósito del matrimonio, porque su función es poder reflejar a través de él, el amor.

No quiero hablar aquí de las reglas que están en la Biblia sobre el matrimonio (como aquella que habla de que el hombre es la cabeza y que él debe amar a su mujer como Jesús amó a la Iglesia). No deseo dar unas pautas que están indicadas en la Biblia de cómo las personas deben vivir el matrimonio, pero sí quiero que las personas sepan que Dios fue quien creó el matrimonio para poder permitir a los seres humanos, por ejemplo a su primera pareja, Adán y Eva, a potenciarse y dar lo mejor de sí.

Así que Dios es la llave para que las relaciones de pareja y las personas abran su corazón con una mejor disposición para crear familias saludables, llenas de bendiciones y alegrías. Familias que además de un cúmulo de valores positivos puedan reflejar y ser testigos de la bondad de Dios, de que Dios existe y mostrarlo a través de la familia. Es muy importante que la relación que tengamos con nuestra pareja sea el reflejo de nuestra relación con Dios.

Es cierto que muchas veces nos hacemos preguntas sobre si Dios escogió nuestra pareja, o cuando nuestra relación está muy mal pensamos que tenemos que quedarnos allí porque ese es el mandato de Dios. Podemos entrar y salir de las relaciones porque nosotros tenemos libre albedrío. Cuando nosotros elegimos a una pareja lo hacemos para construir un proyecto, para tener una familia, para que perdure en el tiempo; nadie entra a una relación de pareja pensando que va a terminar mañana. Sin embargo, en la actualidad se entra en las relaciones de pareja sabiendo que hay alternativas y esto no está mal.

Pero esta situación nos limita y nos lleva a decir: "Voy a empezar esta relación y si no funciona me divorcio", o al sentir que la relación se está deteriorando, decimos: "Yo no tengo por qué aguantarme esto, esta relación está mal y ya la puedo desechar", sin pensar en un proceso de restauración o de renovación. Así como Dios es capaz de restaurar los corazones, también es capaz de restaurar nuestra relación y puede, como un alfarero, derretir el barro y volvernos a hacer de nuevo; de igual forma puede hacerlo con nuestra relación de pareja.

Por supuesto que hay relaciones donde no veremos las bendiciones de Dios porque quizás son relaciones que vinieron ya creadas desde acciones negativas donde hay demasiada violencia, golpes, humillaciones, por ejemplo. No podemos decir: "Señor, por favor ayúdame a soportar esta relación" o "Señor, por favor haz que mi marido cambie". Aunque Dios tenga el poder de restaurar tu relación, más allá de pedirle a Él, tú también tienes el poder; tanto de elegir a esa persona como de dejarla ir para tener la oportunidad de hacer una nueva elección.

Dios quiere, indudablemente, que cuando las parejas se consagran al sacramento del matrimonio, esta relación dure "hasta que la muerte los separe". Por eso hay que estar preparados a la hora de tomar la decisión de casarse por la iglesia, porque el matrimonio civil es un contrato social, pero el eclesiástico es un contrato espiritual que cuando lo avalamos hacemos un pacto entre la pareja y Dios.

Es aquí cuando nosotros nos presentamos con la voluntad de dar siempre lo mejor de nosotros para que esa relación funcione, de trabajar la relación con amor para que perdure, de tratar con respeto a nuestra pareja, para que exista la lealtad, la buena comunicación, incluso, la intimidad. Fíjate que no estamos hablando de grandes conflictos, sino de aquellos desacuerdos que con el trabajo de Dios se pueden mejorar y se puede continuar, pero hay personas que no tienen consciencia de qué es un matrimonio espiritual, independientemente de la religión a la que pertenezcan. Cuando de verdad quieran la bendición de Dios tienen que saber que han de someter su matrimonio a Él, que las parejas han de formarse para que estos principios estén en su relación y esta pueda permanecer hasta que la muerte los separe.

No quiero decir con esto que una pareja que no abrace a Dios está destinada a fracasar. Simplemente, van a ser lo que son; es decir, no van a tener ese cordón invisible que los sostiene y en el cual creer. Hay personas buenas que son ateas y no por eso les irá mal en la vida, en los negocios, o en las relaciones de pareja. Simplemente, son seres humanos buenos que no creen en Dios y su vida terminará con la muerte eterna porque están viviendo una experiencia en la Tierra y ya está.

Hablo de que Dios nos da fortaleza y entereza para poder sobrellevar y manejar nuestra relación, como pudiéramos manejar cualquier otra área de nuestra vida o nuestra profesión. Hay personas que pueden manejar su profesión guiada por Dios, médicos, socorristas, por ejemplo. De esa manera se desempeñan en su profesión con mayor fe, con mayor esperanza, con mayor vocación de servicio, porque a través de su profesión ellos muestran sus bendiciones. Eso no significa que siempre les va a ir bien o que no les vaya a ir mal, lo mismo pasa en las relaciones de pareja. Creer en Dios es un escudo invisible, más no implica que no puedan surgir conflictos en nuestra relación o que esta no pueda fracasar. Lo cierto es que teniendo a Dios dentro de nuestra relación de pareja no nos rendiremos ni fracasaremos tan fácilmente.

Lo cierto es que teniendo a Dios dentro de nuestra relación de pareja no nos rendiremos ni fracasaremos tan fácilmente.

Mi punto aquí es que algunas parejas creen en Dios, pero todavía no lo han traído a su relación y la intención de este libro es hacerles saber que si están viviendo un proceso donde necesitan renovar su relación, y ambos creen en Dios, este cordón invisible puede hacer que la restauración de la relación sea mucho más llevadera, más bonita, más plena, y que además cuando renueven esa relación, todo su entorno verá la gracia de Dios en esa unión.

Los valores que sostiene una relación, como el respeto, el amor, la lealtad, apoyo, el trabajo en equipo, son muy similares a los valores cristianos. Las personas que creen en Dios, en Jesús; personas que creen en la vida, en la familia, en el servicio al otro, en el respeto, en el amor, difícilmente serán personas que incurran en maltratos, humillaciones o daños intencionales a su pareja.

Como dije al principio, podemos tener intereses diferentes, pero valores similares. Si eres una persona que cree en la familia, en Dios, en la pareja, difícilmente podrías plantearte empezar una relación con un ateo. Sin embargo, hay caso de parejas de diferentes religiones donde uno adopta la religión del otro porque luego de conocer dicha religión empieza a creer en sus fundamentos. Lo que si no puede terminar bien es que adoptes la religión de tu pareja solo para que ella te acepte.

Por otro lado, hay parejas con religiones diferentes, pero con las mismas pautas o fundamentos, como los evangélicos y católicos, que logran conciliar sus religiones para manifestar su creencia en Dios. Lo difícil es cuando uno de los dos no cree en Dios, sino solo en los principios científicos o simplemente no cree en nada, porque esta situación va más allá de la aceptación mutua de sus creencias. En algún momento algo los hará chocar; puede ser la crianza de los niños o la celebración de algunos rituales como la Navidad, la celebración del nacimiento de Jesús. Así como esa, irán surgiendo diferencias porque tu fe, tu espiritualidad, tus creencias, son parte de tu esencia. Si eres espiritual, si eres cristiano no puedes ocultarlo; no puedes simplemente dejarlo a un lado y renunciar a tus creencias para estar en una relación.

INFLUENCIA DE LA ESPIRITUALIDAD EN LA PAREJA

A través de la espiritualidad, que es un proceso individual, establecemos la conexión divina. La espiritualidad es la búsqueda interna, el trabajo interior que cada uno de nosotros hace para conseguir conectarse con la divinidad. Al tener mejor conexión con Dios, tendremos mayor bienestar.

Somos seres espirituales por naturaleza y podemos construir esa espiritualidad, haciendo de forma constante el trabajo, la búsqueda de estar bien con nosotros mismos, de comprender nuestro propósito, de cómo servir a Dios a través de nuestra relación. A eso me refiero, a buscar esa guía que nos permita definir cómo debemos pensar y actuar, conectándonos con nuestra identidad humana, pero estableciendo también la conexión divina. El proceso espiritual es un viaje que nos permitirá encontrar respuestas y conectarnos. Este viaje nunca termina por lo que podemos trabajar de forma constante en nuestra espiritualidad.

Como ya mencioné, la espiritualidad nos da un contexto de cómo llevar nuestra vida, cómo guiarnos y tener ese viaje interior conectado con la divinidad, pero se puede cultivar de diferentes maneras. Puede ser con nuestro propio diálogo interior, a través de la técnica de la oración, mediante la relajación o del agradecimiento. De hecho, las parejas deberían practicar el agradecimiento diario, compartiendo y reuniéndose con otras personas que estén alineados a esa misma búsqueda. Por ejemplo, yo voy a misa todos los domingos y sí es cierto que antes creaba mis propias excusas y prejuicios e incluso lo comentaba con mi pareja: "Para yo hablar o estar con Dios yo no necesito estar en una iglesia", "De todos modos la gente que va a la iglesia es la peor".

La verdad es que vamos a la iglesia porque nos reunimos con otras personas que están en nuestra misma búsqueda. Me da igual si el que está al lado tiene una conducta inadecuada porque sé que cuando está allí, está en la misma búsqueda que yo y también está tratando de aprender sobre Dios, en el que ambos creemos. Por eso es que las personas se congregan y tienen rituales, sean católicos, judíos o musulmanes. Las personas se reúnen con otras que tienen sus mismas creencias independientemente de la conducta de cada uno o de la institución. Y es que también solemos utilizar la institución como excusa: "Es que la iglesia católica...", "sí, pero la evangélica...".

Peleamos con las instituciones y también con las personas que asisten a ellas, pero no nos damos cuenta de que al final todos estamos en una búsqueda y esa búsqueda la hacemos a través de nuestra espiritualidad.

Por eso es que una de las formas de cultivarla es la de congregarnos con personas que conecten con lo que creemos.

Para cultivar la espiritualidad en pareja recomiendo practicar juntos la gratitud, priorizando la relación de pareja y de familia por encima de las otras, aceptando a la pareja tal cual es y a los hijos sin juzgarlos y, por último, preparándose para recibir, sea cual sea la religión, el sacramento del matrimonio.

El matrimonio es el sacramento por el cual puedes seguir trabajando tu espiritualidad. Es decir, aquellas parejas que hayan contraído matrimonio civil, que crean en Dios, quieran trabajar su espiritualidad y conectarse con Él, deben plantearse si pudieran seguir adelante en su relación sin recibir la bendición de ese ser superior en el que creen. ¿Realmente pueden construir una familia sin su bendición?

El matrimonio es el sacramento por el cual puedes seguir trabajando tu espiritualidad.

Lo que pasa es que cuando hablamos de matrimonios religiosos nos vamos a lo social, cuando lo social ya lo tuvimos en el matrimonio civil. Sin embargo, la mayoría de las personas conectan el matrimonio religioso con la boda, con la iglesia, con el vestido blanco, y no con el sacramento y la preparación necesaria para recibir la bendición de Dios, para que a través del matrimonio puedan ser testigos.

Cuando una pareja cultive la espiritualidad, tanto de forma individual como en conjunto, tendrán mayor paz interior. Y esto no significa que no tendrán problemas, sino que los afrontarán con calma, reducirán el estrés en sus vidas y en su relación de pareja, sabrán elegir sus batallas sin entrar en conflicto rápidamente, podrán crear un hogar armonioso. Es decir, la armonía estará presente en el hogar, más allá de las pruebas que tengan que pasar como pareja y como familia; siempre tendrán la fortaleza para enfrentarlas, sin sentirse decaídos o abandonados, porque saben que algo superior a ellos los sostiene. Esos son los beneficios de los que puedes disfrutar si traes a Dios a tu relación de pareja.

Para que Dios entre en tu relación tienes que invitarlo, y esto lo haces a través de la conexión espiritual que tengan, tanto tú como tu pareja. La mejor forma de traerlo es a través del matrimonio: ahí es cuando le das permiso a Dios de entrar y obrar en tu relación.

Si me preguntas que si puedes invitar a Dios a tu relación sin necesidad del sacramento, te diría que depende de lo que creas, pero si crees en Dios, si lees su Palabra, si eres católico, por ejemplo, y crees en todos los sacramentos, hiciste la primera comunión, hiciste la confirmación, ¿por qué no creer en el matrimonio? Deberías revisar tu fe y tu creencia en Dios.

Quisiera concluir este capítulo diciéndote que los únicos que no tuvieron elección de escoger a su pareja fueron Adán y Eva; de allí en adelante los seres humanos tenemos libre albedrío y no creo que Dios te imponga las parejas; es tu elección lo que las hace entrar a tu vida y una vez allí jugarán su propósito o su destino dependiendo del vínculo que tengan.

Capítulo VII

RENUEVA EL COMPROMISO

TENEMOS QUE RECONOCER QUE NO PUEDE
HABER RELACIONES
A MENOS QUE HAYA UN COMPROMISO,
A MENOS QUE HAYA LEALTAD,
A MENOS QUE EXISTA EL AMOR, LA
PACIENCIA, LA PERSISTENCIA.

CORNEL WEST

Desde mi perspectiva el compromiso es la capacidad de crear alianzas o acuerdos mediante la honestidad, la lealtad y la búsqueda del bienestar de la relación. Es la responsabilidad que asumimos para cumplir un objetivo; en este caso, construir una relación de pareja plena porque estamos en una relación para dar lo mejor de nosotros, vivir de manera armoniosa, disfrutar en conjunto o en compañía de nuestra pareja, ser grandes amigos, ser equipo, ser padres. Eso es el compromiso.

En muchos casos empezamos una relación muy comprometidos y con el paso del tiempo puede que algunos eventos nos hagan perder interés. Sin embargo, podemos volver a comprometernos en la relación siempre y cuando entendamos y sanemos qué fue lo que originó esa falta de interés y compromiso.

Cuando inicias un nuevo empleo, por ejemplo, te sientes totalmente comprometido, eres puntual, entregas tus asignaciones a tiempo, ¿pero qué pasa si al año no reconocen tu trabajo, si sientes que te esfuerzas mucho y la empresa no lo valora y no hay una buena compensación? Seguro, aun sin darte cuenta, comenzarás a retirarte poco a poco. Es decir, empezarás a llegar tarde o a no cumplir tareas pensando: "No pasa nada si llego tarde", "no pasa nada si no entrego el trabajo o lo entrego más tarde". Se pierde la motivación y con ello aparece el desinterés y la falta de compromiso.

En el mejor de los casos, la empresa notará que no estás dando lo mejor de ti como al principio y tratará de buscar correctivos preguntándote qué te hace falta para ofrecerte incentivos y beneficios que te vuelvan a comprometer con la empresa.

Lo mismo pasa en el matrimonio o en las relaciones de pareja. Comenzamos con mucha entrega de parte nuestra y quizás la falta de aprecio, gratitud, admiración, el cúmulo de conflictos sin resolver, originan de una u otra forma que vayamos bajando el nivel de interés y compromiso. Si conversamos con nuestra pareja sobre esa decepción y le explicamos las causas que han originado nuestra retirada, por qué tenemos esa falta de interés y empezamos a solucionar esos conflictos irresueltos podremos rescatar nuestro compromiso o establecer uno nuevo mucho más sólido y consciente.

Por ello mi invitación a las parejas que aún no lo han hecho, es a darle forma legal o espiritual a su relación, de manera que más adelante puedan renovar sus votos que no es otra cosa que renovar su compromiso. Hay estudios que demuestran que aquellas parejas unidas por el vínculo del matrimonio son mucho más contenidas, más seguras en la relación, que aquellas que no lo tienen porque este compromiso, que va más allá de un papel o una bendición, le indica al cerebro que hay un compromiso real y estable y genera confianza y durabilidad en las relaciones de pareja.

Es cierto que en nuestra sociedad actual es muy común decir que el matrimonio es solo un contrato, un papel o que la bendición de Dios está pasada de moda. Ambos han quedado atrás porque "lo importante es el amor". Esta frase la escucharás mucho, pero siempre por parte de las personas a las que les cuesta comprometerse y buscan excusas externas para no detenerse a examinar sus miedos sobre el compromiso o a autoevaluarse sobre si están preparadas para estar en pareja.

Es a estas personas a las que les es más fácil decir que el matrimonio no funciona, o que estar casado no asegura la felicidad. Yo, por el contrario, creo que el compromiso es una forma de manifestar el amor, es una forma de que un valor intangible se haga tangible y es, por supuesto, un gran proveedor de confianza en la relación.

Cuando algunas personas me comentan que no ven la diferencia entre estar casados y convivir sin estarlo, me gusta usar la analogía de la casa alquilada. Cuando vives alquilado siempre tendrás la sensación de que en algún momento te pueden desalojar, o estás limitado para hacer arreglos o remodelaciones porque la propiedad no es tuya. En cambio, cuando eres el propietario de la casa sientes un mayor compromiso de conservarla, de cuidarla, tienes la libertad de hacer todas las remodelaciones que quieras, y por supuesto, te da tranquilidad y seguridad el saber que puedes estar allí el tiempo que desees hasta que decidas venderla.

No digo que las personas son objetos o propiedades, es solo una analogía y siguiendo con la misma, cuando dicen ¿qué importa un papel, si el amor es lo que importa?, les doy el siguiente ejemplo: todos amamos a nuestros hijos, pero cuando nacen no podemos limitarnos a decir: "Yo lo amo, yo soy su mamá, no necesito un papel que diga que él es mi hijo". Sí lo necesitamos, y no para demostrar el amor, sino para demostrar derechos y obligaciones sobre ese vínculo que tenemos con los hijos; por ejemplo, el deber de educarlo.

Funciona igual con el documento del matrimonio civil; más allá del amor, que no se pone en juego ni se pone en duda, simplemente viene a relacionar ese vínculo con la pareja que has elegido, es decir, con lo referido a los derechos y deberes. El contrato civil tiene el fin de regular las uniones de personas con el propósito de que estos puedan convivir, auxiliarse mutuamente, además se comprometen una serie de derechos y deberes como los de socorrerse y ayudarse en circunstancias de la vida.

Sin embargo, cuando hablamos de matrimonio legal por lo general pensamos es en la comunidad de bienes gananciales, en la repartición de bienes si nos separamos, en lo conflictivo que podría ser y por eso creemos que es mejor vivir juntos y que no haya nada que nos ate. Si ese es tu concepto de relación de pareja, está bien. Solo me gustaría resaltar que este vínculo jurídicamente es débil, y espiritualmente también lo es.

Si ya eres capaz de reconstruir tu relación, lo más bonito sería que cerraras esa decisión con un pacto, sellar con un compromiso y solo quedaría cumplir dicho compromiso.

DAR LO MEJOR DE TI

Dar lo mejor de ti es no reservarte nada, es aprender a comunicarte de manera asertiva, es dar un amor libre de dependencia emocional, es tener paz y calma frente a los conflictos para poder resolverlos de la mejor manera, es tener siempre una actitud positiva frente a las adversidades o conflictos que se presenten en la pareja, es estar en un estado de construcción en la relación y no de permanecer en un estado de víctima de la relación, es ofrecer tu empatía y palabras positivas a la relación, es ver tu relación con gratitud, es potenciar y desarrollar todos tus aspectos personales para ponerlos al servicio de tu relación.

Cuando das lo mejor de ti, abres tu corazón en una entrega total a la relación y si no recibes en igualdad de condiciones, podrás retirarte con la tranquilidad de saber de manera asertiva que si puedes dar lo mejor, también mereces recibir lo mejor.

Cuando das lo mejor de tí, abres tu corazón en una entrega total a la relación.

ESTAR COMPROMETIDO A DIARIO CON EL AMOR

Ese es el verdadero reto de las parejas. El mayor desafío luego de pasado el enamoramiento, es tomar la decisión diaria de amar a esa persona, el compromiso de mantener ese amor a diario, de cada día dar lo mejor de ti a ese otro ser. Es una renovación automática al despertar. Ese es el gran reto, mantener a diario el amor.

COMPROMISO DE CONSTRUIR LA PLENITUD Y LA ARMONÍA

De igual forma es esencial establecer y mantener el compromiso de construir la plenitud y armonía del hogar, del espacio donde se desarrolla la pareja. Se trata de definir los acuerdos que mantendrán la armonía de ese espacio y de establecer reglas o normas que de mutuo acuerdo los ayuden para que el hogar no se contamine ni se convierta en un campo de batalla, sino que realmente sea el refugio que desea toda pareja.

Después de salir a trabajar, de estar expuesto todo el día, cada uno enfrentando sus propios desafíos, todos regresamos al hogar con deseos de descansar, encontrar amor y conexión y hacer del hogar ese espacio donde podemos refugiarnos, soñar, sentirnos en calma. Porque a eso se refieren los refugios, a los sitios donde todo está en armonía y en paz.

¿Qué podemos hacer para mantener esta plenitud? Hay reglas que, por ejemplo, yo aplico con mi pareja: no discutimos dentro de la habitación, si tenemos que conversar temas delicados que presumimos nos pueden alterar, preferimos hacerlo en un restaurante o mientras nos tomamos un café fuera de casa. Es decir, no hacemos de nuestra casa el lugar de asamblea y evitamos dentro del hogar, las conversaciones potencialmente conflictivas.

Otra regla que podemos establecer, y que debería ser explícita, pero no se cumple así, es no comunicarnos de manera irrespetuosa en el hogar, ni con la pareja ni con los hijos; evitar los gritos o comunicarnos en un tono de voz muy alto. En muchos hogares la comunicación es a través de gritos constantes y explosiones de ira por las cosas más tontas, como por ejemplo que los niños aún no están listos para el colegio.

Se suele estallar con mucha facilidad porque uno o los dos integrantes de la pareja no tienen un espacio para drenar ese estrés por lo que se sugiere que cada uno establezca rutinas que le permitan drenar el estrés y no traerlo a casa.

Otro hábito o acción positiva que pudiera tener la pareja para mantener la armonía del hogar es evitar el continuo trabajo en casa. Sé que muchas personas trabajan desde casa, pero es necesario establecer horarios para que esto no genere desarmonía en el hogar. Es decir, fijar un horario similar al de una oficina, dentro de un espacio específico del hogar de manera tal que no esté la computadora en la habitación los fines de semana o sobre la mesa del comedor a la hora de cenar. De esta manera se respetarán los espacios y horarios familiares y de la pareja lo que contribuirá a que se mantenga la plenitud en el hogar.

Así como anteriormente mencioné que las parejas pueden salir a desconectarse cada cierto tiempo, las parejas también deben aprender a disfrutar su hogar. ¿Cómo aprendemos a disfrutar nuestro hogar? Respetando nuestro santuario, nuestra habitación como el centro donde vamos a tener intimidad y que, por supuesto, requiere estar en armonía.

Esto significa habitación ordenada, mantener siempre flores o velas aromatizadas, aprender a disfrutar de la cocina de nuestro hogar, disfrutar al sentarse a la mesa en familia. Si no es posible porque los horarios son diferentes, entonces es recomendable establecer que al menos una vez al día, se sienten juntos a la mesa para establecer ese hábito que se ha perdido.

Otro hábito y acción positiva para mantener esa plenitud dentro del hogar, es limitar el uso del teléfono cuando estamos en casa; sobre todo en los momentos que compartimos con nuestra pareja y familia. Muchas familias acuerdan tener una hora o un espacio donde puedan atender su trabajo o llamadas de negocios, sobre todo en estos tiempos de trabajo remoto y virtual desde casa, pero es importante saber que cuando se está viviendo ese espacio en pareja, bien sea que estén cocinando, en la cama, compartiendo una película, ese momento de conectarse con el aquí y el ahora, hay que estar presente y evitar el uso celular.

Es imprescindible, repito, que el hogar sea un sitio al que quieras volver cuando termina tu jornada laboral porque así como hay hogares llenos de energía, también hay casas donde entras y el ambiente es deprimente.

Es imprescindible, repito, que el hogar sea un sitio al que quieras volver cuando termina tu jornada laboral.

Hay muchas parejas que en terapia me han dicho: "Lis, hoy salí temprano del trabajo y me puse a dar vueltas porque no quiero llegar a casa". A mí también me ha pasado: no quieres llegar a casa, bien sea porque se ha convertido en un ambiente de soledad o muy conflictivo, donde no quieres verle la cara a tu pareja o a los niños.

También hay personas que se sienten satélites dentro de su propio hogar. Es decir, llegan y se sienten solos porque ni su pareja ni sus hijos les prestan atención y se sienten abandonados en su propio hogar. Entonces debemos tener la capacidad de hacer de ese espacio un lugar pleno y armonioso. No estoy diciendo "haz un hogar feliz", pero sí un sitio donde te sientas pleno, tranquilo y en tu refugio.

Por último, quiero regalarte, para tu reflexión, la idea de que las cosas valiosas se protegen y, por lo tanto, debes proteger tu relación y comprometerte a hacer lo mejor, a dar lo mejor y a cuidar con amor.

www.ingramcontent.com/pod-product-compliance
Lightning Source LLC
LaVergne TN
LVHW041213150826
845673LV00001B/384

9789804371066